Dr. Konrad Stolle-Wiegand
Gabriela Wiegand

Sind Sie in Ihrem Element?

Die Fünf-Elemente-Akupressur
Testen Sie Ihre Energie-Balance

creAstro-Verlag

Über die Autoren

Dr. Konrad Stolle-Wiegand führt gemeinsam mit Gabriela Wiegand eine Naturheilpraxis. Er wendet Meridian-bezogene Methoden zur Heilung und Gesunderhaltung – Akupunktur, Akupressur, Shiatsu, Qigong, Triggerpunkt-Therapie – an und hat hier auch seinen Schwerpunkt im Unterrichten. In jungen Jahren hat er Biologie studiert und auf dem Gebiet der Krankheiten von Pflanzen promoviert und wissenschaftlich gearbeitet.

Der Weg von *Gabriela Wiegand* führte über ein Musikstudium und die Astrologie zu ihrem Herzens-Thema, der miasmatischen Homöopathie, ergänzt durch Akupunktur und Akupressur.

Dr. Konrad Stolle-Wiegand
Gabriela Wiegand

Sind Sie in Ihrem Element?

Die Fünf-Elemente-Akupressur
Testen Sie Ihre Energie-Balance

creAstro-Verlag

Bibliografische Information der Deutschen Bibliothek

Die Deutsche Bibliothek verzeichnet diese Publikation in der Deutschen Nationalbibliografie; detaillierte bibliografische Daten sind im Internet über http://dnb.ddb.de abrufbar.

Dr. Konrad Stolle-Wiegand und Gabriela Wiegand

»Sind Sie in Ihrem Element?

Die Fünf-Elemente-Akupressur

Testen Sie Ihre Energie-Balance«

Wasserburg am Inn,

creAstro-Verlag 2019

ISBN 978-3-939078-54-8

1. Auflage 2019

Umschlaggestaltung
& Computergrafik: Gerhard Höberth

Printed in Germany

Dank

Danken möchten wir unseren Akupunktur-Lehrern Ton van der Molen und Maria Kriester. Ton van der Molen war es gegeben, die moderne Fünf-Elemente-Akupunktur, fußend auf dem Lehrgebäude der Worsley-Schule, aus der Taufe zu heben. Maria Kriester hat uns zum Schreiben des vorliegenden Buches angeregt.

Unseren Kolleginnen und Kollegen im »Kreis der Akupunkteure nach Ton van der Molen« danken wir für den Erfahrungsaustausch und die Diskussionen, so dass wir uns getragen fühlen von einer Szene, die den Nährboden für dieses Buch gebildet hat. Wir danken Klaus Metzner und allen anderen Lehrern und Lehrerinnen des Europäischen Shiatsu-Institutes für ihre grundlegende und intensive Ausbildung, und ebenso unserem Akupressur-Lehrer Michael Gach dafür, dass er uns eine Akupressur-Ausbildung (acupressure training circle und acupressure mastery programme) vermittelt hat. Wir danken unseren Patienten und unseren Schülern, die uns täglich helfen, unser Wissen und Können zu überprüfen und zu erweitern. Und wir danken der großen Dharma-Meisterin Ji Kwang Dae Poep Sa Nim für alle Unterstützung.

Disclaimer

Die Inhalte dieses Buches basieren auf dem Wissen und den persönlichen Erfahrungen der Autoren. Sie mögen dem Leser dazu dienen, ein tieferes Verständnis der fernöstlichen Medizin zu gewinnen. Sie sind vom Leser eigenverantwortlich umzusetzen.

Grenzen der Akupressur-Behandlungen

Akupressur-Behandlungen und -Selbstbehandlungen ersetzen nicht Arzt- oder Heilpraktiker-Behandlungen.

Abkürzungen

Bl	Blasenmeridian	DE	Dreifacher-Erwärmer
Ni	Nierenmeridian	Ma	Magenmeridian
Gb	Gallenblasenmeridian	Mi	Milzmeridian
Le	Lebermeridian	Lu	Lungenmeridian
He	Herzmeridian	Di	Dickdarmmeridian
Dü	Dünndarmmeridian		
KS	Kreislauf-Sexus-Meridian		
		Q	**Quellpunkt**
		Lo	**Lo-Punkt**

Inhaltsverzeichnis

1 EINLEITUNG

Gesund sein, die eigenen Fähigkeiten entfalten, und das in fruchtbarer Zusammenarbeit mit anderen – kurz: In seinem Element sein – wer möchte das nicht? Allerdings gibt es von Zeit zu Zeit »Baustellen« in Form von Krankheiten oder psychischen Blockaden, an denen wir zu arbeiten haben, um wieder in Fluss zu kommen.

Der Ansatz der chinesischen Heilkunde

Eine ganzheitliche Sichtweise dessen, was alles dazugehört, damit wir in unserem Element sein können, bietet der Ansatz der chinesischen Heilkunde mit seiner jahrtausende-alten Erfahrung. Dieser Ansatz fasziniert dadurch, dass er sich über einen so langen Zeitraum bewährt hat und Heilung im wahrsten Sinne des Wortes »auf den Punkt« bringt: Auf einen Akupunkt an der richtigen Stelle, nämlich da, wo sich eine Blockade gebildet hat, wie auch immer diese sich äußert, ob als körperliche Krankheit oder psychisches Thema oder Verquickung beider.

Um zu diesem von der Basis her heilenden Punkt zu kommen, nimmt dieser Ansatz unter die Lupe, was es heißt, in seinem Element zu sein. Er fächert dieses Thema in fünf archaische Kraftfelder auf: Das Wasser-, Holz-, Feuer-, Erd- und das Metallelement. Diese haben ihren Sitz in unseren inneren Organen, und sie verfügen über Energiebahnen, Meridiane genannt, die die Organe umfahren, an der Körperoberfläche auftauchen und zusammen einen einzigen Energiestrom bilden, der den gesamten Körper durchzieht und in dessen Verlauf die Akupunkte liegen.

Test-Bogen

Wie kommen wir zu dem Punkt, der Ihnen hilft? Dies Buch – das ist neu – klopft ab, in welchen Elementen Sie stark sind und filtert heraus, in welchem Element es Schwachpunkte gibt, auf welcher Ebene auch immer, körperlich oder psychisch. Dazu wird Ihnen im ersten Teil dieses Buches ein Test-Bogen präsentiert (Kap. 2).

Die fünf Elemente – physische und psychische Aspekte

Im unmittelbaren Anschluss an diese Diagnose, bei der sich das Element herauskristallisiert, in dem Sie Unterstützung brauchen könnten, werden Ihnen in Kap. 3 die fünf Elemente vorgestellt: Ihre physischen und psychischen Aspekte und, wie beide zusammenschwingen. Dabei wird versucht, mit wenigen Worten das Wesentliche – die Seele der Elemente – zu erfassen.

Die Tabellen und die Meridianbilder mit den für Sie individuell heilsamen Punkten

An die jeweilige Beschreibung der Elemente schließen sich Tabellen und Meridianbilder mit den für Sie individuell heilsamen Punkten an. Die Meridianbilder sind großformatig, damit die genaue Lage der Akupunkte sichtbar wird. So können Sie ohne Umschweife mit der Selbsthilfe-Akupressur beginnen.

Die Feinheiten der Akupressur

Im zweiten Abschnitt dieses Buches erfahren Sie die Feinheiten, wie Sie das bestmögliche Akupressur-Ergebnis erzielen können: Auf welche Weise Sie die Punkte am besten erreichen (Kap. 4). Und wie Sie Ihre Meridiane durch Dehnung auf die Akupressur einstimmen können, so dass Ihre Akupunkte dann schneller ansprechen (Kap. 5).

Die Meridianuhr nutzen

An dieser Stelle ist ein Thema eingefügt, das in unserer modernen Zeit immer mehr an Bedeutung gewinnt: Das Auseinanderfallen der uns eigenen inneren Uhr und der äußeren Zeit, wie sie der Lauf der Sonne vorgibt. Dieses Auseinanderfallen der uns eigenen inneren Uhr und der äußeren Zeit erleben wir bei Langstreckenflügen über mehrere Zeitzonen in Form eines Jetlag, und wir erleben es ebenso bei der Schichtarbeit. Hier kann uns die uns innewohnende Meridianuhr helfen (Kap. 6). Zudem kann sie uns, wenn wir krank sind und im Laufe des 24-Stunden-Tages zu einer bestimmten Tages- oder Nachtzeit besonders leiden, einen Hinweis darauf geben, in welchem unserer inneren Organsysteme die Ursache unserer Erkrankung zu suchen ist.

Die Tiefe ausloten, warum Akupressur hilft

Wenn Sie, angeregt durch die Lektüre der ersten beiden Abschnitte dieses Buches, die Erfahrung gemacht haben, dass – und wie gut –

Ihnen Akupressur hilft, können Sie den dritten Abschnitt lesen, warum und auf welche Weise sie hilft.

In dieses Gerüstwerk – die »Fünf-Elemente-Gesetze« – einzudringen (Kap. 7 bis 9), ist eine nicht zu unterschätzende Denkleistung. Wir meinen, die Mühe lohnt sich, öffnet sich doch dabei der Blick in eine faszinierende Ordnung, die in den einzelnen Akupunkten wirkt.

Einblicke in Akupressur-Behandlungen

Dies Kapitel ist für diejenigen unter Ihnen gedacht, die anderen Menschen Akupressur-Behandlungen geben möchten. Hier werden fünf Klienten mit ihren »Themen« vorgestellt, es wird ein Blick darauf geworfen, wie die einzelnen Behandlungen abliefen, und es wird das Feedback der Klienten wiedergegeben (Kap. 10).

Welche Punkte wir unseren Patienten empfehlen und warum

Am Schluss des Buches berichten wir von unseren Patienten, die unsere Praxis besuchen, Akupunktur bekommen und ihren Heilungsweg durch Selbsthilfe-Akupressur unterstützen wollen: Welche Punkte wir ihnen dafür empfehlen und warum. Wir haben beide den Eindruck, dass diese Patienten, wenn ihnen die Umsetzung gelingt, durch ihre Selbstbehandlungen beschenkt werden und auf ihrem Heilungsweg besonders sicher und schnell vorankommen (Kap. 11).

Der kurze Weg zum Punkt

Darauf folgt eine Überblickstabelle (Kap. 12). Darin finden Sie alle in diesem Buch beschriebenen Punkte, nach Rubriken geordnet, die unserem westlich orientierten Verständnis entsprechen, z.B. die Rubriken Herz-Kreislauf, Atemsystem und so weiter. Diese »Tabelle der Indikationen« ist der kurze Weg zum Punkt.

2 Testen Sie Ihre Energie-Balance

In diesem Test erfahren Sie, in welchen Lebensbereichen Sie in Ihrer Kraft – in Ihrem Element – sind. Da, wo Schwächen sind, führt er Sie zu Akupunkten, die Sie, wenn Sie sie durch Akupressur stimulieren, von Grund auf stärken und in Ihre Mitte bringen – körperlich und psychisch.

Der Test dauert ca. 10 Minuten und ist einfach in der Durchführung.

2.1 Wie funktioniert der Test?

Sie gehen die Aussagen der einzelnen Blöcke der Reihe nach durch und bewerten, ob sie auf Sie zutreffen oder nicht.

»Trifft gar nicht zu«	= 1 Punkt,
»Trifft nicht wirklich zu«	= 2 Punkte,
»Trifft mehr oder weniger zu«	= 3 Punkte,
»Trifft nahezu uneingeschränkt zu«	= 4 Punkte,
»Trifft voll zu«	= 5 Punkte.

Wenn Sie einen Block durchgegangen sind, zählen Sie bitte die erreichten Punkte zusammen. Gehen Sie auf diese Weise alle fünf Blöcke durch. Viel Freude dabei.

2.2 TEST-BOGEN

Aussagen zum Wasserelement in mir

Ich habe das Vertrauen, dass ich mit all meinen Verwandten und Bekannten in Frieden leben kann, auch wenn es mal zu Meinungsverschiedenheiten kommen sollte. ☐

In einer persönlichen Krise könnte ich mich – so mein Gefühl – auf meine Nächsten (Partner/in, Familie, Freunde) verlassen. ☐

Ich fühle mich durch etwas Größeres in meinem Leben geführt und getragen wie zum Beispiel einen Schutzengel oder die Kraft der Liebe. ☐

Bei einem Vorhaben, das mir wichtig ist, gehe ich mit festem Willen voran. ☐

Ich seufze nur selten, und wenn, dann hat es einen triftigen Grund. ☐

Ich habe im Vergleich zu anderen in meinem Alter sehr gute Zähne. ☐

Im Vergleich zu anderen in meinem Alter hat mein Haupthaar Fülle. ☐

Ich habe immer warme Füße, egal, ob ich mich auf kaltem oder warmem Boden bewege. ☐

Ich habe und hatte schon immer eine gesunde Blase und gesunde Nieren. ☐

Summe ......

Aussagen zum Holzelement in mir

Ich habe den Schwung, Neues zu wagen. ☐

Ich traue mich, ein neues Projekt zu starten, auch wenn ich nicht 100%ig vorbereitet bin und nicht genau abschätzen kann, wie sich dieses Projekt entwickeln wird. ☐

Ich möchte schon wissen, welche Fähigkeiten in mir stecken. ☐

Ich bin kreativ. ☐

Wenn ich mich über etwas oder jemanden ärgere, kann ich davon abschalten und mich bald wieder auf andere Sachen konzentrieren. ☐

Ich bin gesundheitlich stabil, auch wenn ich mal Wind oder einem Zug ausgesetzt bin. ☐

Meine Finger- und Zehennägel sind makellos. Sie sind nicht zu dünn, nicht brüchig, und sie sind frei von Längsrillen oder Unebenheiten. ☐

Ich habe stabile Knie- und Fußgelenke. ☐

Andere geben mir das Feedback, dass ich in meinem Gesichtsausdruck und meiner Körperhaltung entspannt wirke. ☐

Summe ……

Aussagen zum Feuerelement in mir

Ich kann mich auch über kleine Dinge freuen. ☐

Ich bereue meine Fehler. ☐

Es gelingt mir, die vielen Eindrücke, die im Laufe des Tages auf mich einströmen, zu verarbeiten. ☐

Ich gestalte mein Leben so, dass ich – möglichst jeden Tag – Zeit für mich habe, um vor meinem geistigen Auge vorüberziehen zu lassen, was nicht gut war und was mir gelungen ist. ☐

Wenn etwas zum Lachen ist, kann ich herzlich lachen. ☐

Ich bin selten lustlos, und wenn doch, dann fällt mir schnell etwas ein und ich komme aus der Lustlosigkeit heraus. ☐

Wenn mich etwas emotional sehr berührt, kann es sein, dass ich erröte. ☐

Ich genieße normalerweise eine innere Gelassenheit. ☐

Ich bin frei von Müdigkeit während des Tages, und ich bin auch den ganzen Abend fit. ☐

Summe ......

Aussagen zum Erdelement in mir

Mein Lebensgefühl ist: Ich habe von allem, was ich brauche, genug. Ich lebe in der Fülle. ☐

Ich fühle mich wohl und zu Hause auf dieser Welt. Ich vertraue darauf, dass mein Leben einen glücklichen Verlauf nehmen wird. ☐

Es kommt öfters vor, dass mir zum Singen zumute ist. ☐

Zu viel zu denken und zu grübeln, ist nicht meine Art. Und sollte es doch einmal vorkommen, dann gelingt es mir schnell, auch wieder abzuschalten. ☐

Normalerweise bin ich frei von Sorgen über meine Angehörigen. ☐

Normalerweise bin ich frei von Neid gegenüber meinen Nachbarn oder meinen Arbeitskollegen. ☐

Ich habe von Natur aus eine Muskulatur, die sich sehen lassen kann. ☐

Ich komme durch den Tag, ohne Süßigkeiten zu naschen oder mich mit Süßem zu beruhigen und zu erden. ☐

Ich habe andere Wege gefunden, mich zu beruhigen und zu erden, als im Übermaß zu essen und zu trinken. ☐

Summe ......

Aussagen zum Metallelement in mir

Ich bin liebenswert so wie ich bin. ☐

Statt zu weinen und zu klagen, schaue ich nach vorn. ☐

Ich schätze die Mühen und die Arbeit der Menschen um mich herum und die meiner Vorfahren, die dazu geführt haben, dass ich gut leben kann. ☐

Ich kann mich von alten Dingen, die ich nicht mehr brauche, trennen, zum Beispiel von Kleidungsstücken, die abgetragen sind und die ich längst nicht mehr anziehe. ☐

Wenn ich Kleidung für mich kaufen will und mehrere Teile finde, die mir gefallen, fällt es mir leicht zu entscheiden, welche Teile ich kaufe und welche nicht. ☐

Im Kontakt mit Leuten, die gesellschaftlich höher stehen als ich, bin ich gelassen. ☐

Im Austausch mit Kollegen oder Nachbarn sage ich, was ich denke, auch wenn es darum geht, mich abzugrenzen. ☐

Wenn ich mit anderen Menschen spreche, schaue ich sie direkt an, ohne mich räuspern oder kratzen zu müssen. ☐

Ich habe ein gutes Immunsystem und bin nur selten erkältet. ☐

Summe ......

2.3 Auswertung

Ordnen Sie die Test-Blöcke/ Elemente nach den Punktzahlen, die Sie erreicht haben.

Bestimmt waren das bei der Mehrzahl der Test-Blöcke hohe Punktzahlen. In den hier beschriebenen Elementen sind Sie stark, robust und gesund. Herzlichen Glückwunsch!

Das Element, in dem Sie die wenigsten Punkte erreicht haben, zeigt eine Schwäche auf. Diese Unausgewogenheit können Sie durch Akupressur eines Punktes, der genau auf diese Schwäche zielt, von der Basis her ausgleichen und kommen so wieder in Ihre Kraft.

2.4 Wie Sie vom Test zum Punkt kommen

Sie schlagen das Kapitel auf, in dem das Element beschrieben wird, das Sie stärken möchten. Aus den Punkte-Tabellen dieses Kapitels wählen Sie die Akupunkte aus, die Sie am meisten ansprechen.

Es sollte ein graphisch hervorgehobener Akupunkt dabei sein, denn ein solcher Punkt kann Ihr gesamtes Energie-System bei Unausgewogenheit wieder in die Balance bringen und so von Grund auf einen Heilungsprozess in die Wege leiten und Ihnen helfen zu regenerieren und in Ihre volle Kraft zu kommen. Die graphisch hervorgehobenen Akupunkte sind die »Elementepunkte«, farbig dargestellt, die »Quellpunkte«, fett als »Q« gekennzeichnet, und die »Lo-Punkte«, fett als »Lo« gekennzeichnet.

Falls Sie gerne den einen oder anderen Akupunkt aus einem anderen Element hinzunehmen wollen, ist das okay.

»Hinhören«

Sie tauchen behutsam, nicht zu schnell, mit dem Daumen, dem Zeige- oder dem Mittelfinger in den ausgewählten Punkt ein. Und Sie beobachten, geradezu, als würden Sie »hinhören«: Wie fühlt sich das an? Ist diese Stelle Ihres Körpers hart oder angespannt? Verlangt diese Stelle geradezu nach Druck? Werden Sie durch Druckbehandlung in diesem Punkt Spannung los? Oder ist diese Stelle weich und lädt Ihren Daumen bzw. Finger ein, bei geringem, sanftem Druck hier zu verweilen? Wirkt dieser Druck just an der Körperstelle, die Sie gerade druckbehandeln, oder ist die Wirkung auch im Gebiet um den

Punkt herum oder im Verlauf des Meridians, auf dem der Punkt liegt, spürbar?

Mit welchem Druck und wie lange in einem Punkt verweilen?

Folgen Sie bei Ihrer (Selbst-)Behandlung ganz Ihrer Intuition. Richten Sie die Stärke Ihres Druckes danach aus, und ebenso die Dauer. In der Regel werden es 1 bis 3 Minuten sein (Näheres s. Kap. 4). Behandeln Sie alle Punkte auf beiden Körperseiten, zugleich oder auch in zeitlichem Abstand voneinander.

Tägliches Programm

Den größten Gewinn werden Sie haben, wenn Sie sich die Selbstbehandlung der Punkte, die Sie ansprechen, zu Ihrem Programm machen. Führen Sie es möglichst täglich durch. Wenn Sie wollen, auch mehrmals täglich.

Bis die Punkte »satt« sind

Nach einiger Behandlungszeit sind die Punkte »satt«, das heißt, hier hat sich die anfangs wahrgenommene Unausgewogenheit, sei es Spannung oder Schwäche gewesen, aufgelöst. Das ist das Zeichen dafür, dass Ihre Arbeit gewirkt hat und Sie auf Ihrem Heilungsweg vorangekommen sind. Sie können das Programm beenden. Insgesamt mag die Selbstbehandlungs-Phase vierzehn Tage dauern, der Zeitraum kann auch wesentlich kürzer oder aber auch länger sein. Ein solches Selbstbehandlungs-Programm können Sie im Krankheitsfall und ebenso vorbeugend durchführen.

3 Punkte, die Ihre Energie in Balance bringen

Die Punkte, die Ihnen Heilung, Regeneration und innere Balance bringen können, finden Sie in diesem Kapitel, nach den Elementen, denen sie zugehören, geordnet.

Bei der Lokalisierung der Akupunkte in den Meridianbildern haben wir uns nach dem Fünf-Elemente-Kenner und Meister der Akupunktur Ton van der Molen gerichtet, der seine Erfahrungen und Erkenntnisse mündlich weitergegeben hat, und nach dem Akupunkturatlas der Fünf-Elemente-Akupunkteure Wertsch, Schrecke und Küstner (1989).

3.1 Wasserelement

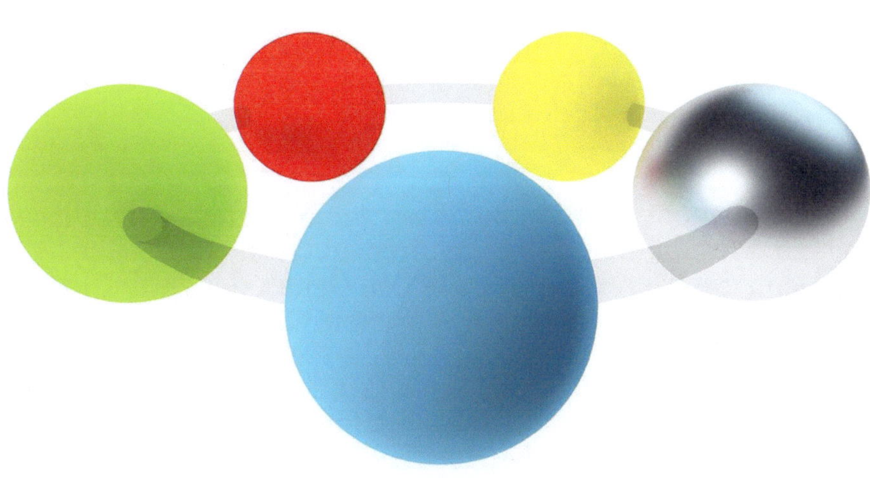

Abb. 3.1.1: Das Wasserelement (blau) im Zyklus der Elemente

In der Darstellung der Elemente beginnen wir mit dem Wasserelement (Abb. 3.1.1), dem Element, das, wie der Name schon sagt, für den Wasserhaushalt des menschlichen Körpers verantwortlich ist.

Die Nieren und die Blase

Die für den Wasserhaushalt entscheidenden Organe sind die Nieren und die Blase. Wie wir wissen, reinigen die Nieren unser Blut. Sie filtern die »harnpflichtigen« Substanzen heraus und leiten sie der Blase zu, mit mal mehr, mal weniger Wasser und Mineralien, gerade so viel, wie unser Körper nicht mehr braucht. Diese Flüssigkeit ist der Urin. Er wird in der Blase gesammelt und ausgeschieden, wenn die Blase voll ist.

Nieren- und Blasenmeridian

Die chinesische Medizin hat nicht nur diese beiden Organe im Blick, sondern auch die zugehörigen Meridiane, die die Organe umlaufen und, Antennen vergleichbar, an die Körperoberfläche kommen und hier durch Akupressur erreicht werden können: den Nieren- und den Blasenmeridian. Wir können die beiden als Yin-Yang-Partner-Meridiane bezeichnen.

Zugehörige Körperstrukturen

Zum Wasserelement gehören nicht nur die Nieren und die Blase samt den beiden Meridianen. Dazu gehören auch alle Knochen – unser Skelett. Denn die Nieren sind es, die den Gehalt der zum Knochenaufbau nötigen Mineralien im Blut bestimmen.

Das Gehirn gehört auch zum Wasserelement. Beim Gehirn hat die chinesische Heilkunde das Langzeitgedächtnis im Blick. Nimmt die Nierenkraft, wenn wir älter werden, ab, so wird nicht nur die Blase schwach und die Knochen brüchig, auch das Langzeitgedächtnis wird schwächer. Kürzlich Erlebtes verblasst zuerst, die Erinnerung an frühere Zeiten bleibt am längsten erhalten.

Sogar die Geschlechtsorgane bis hin zu der männlichen Samenflüssigkeit gehören zum Wasserelement.

All diese körperlichen Ausdrucksformen des Wasserelements haben gemeinsam, dass sie eine weißliche Farbe besitzen.

Sind dem Wasserelement zugehörige Organe oder Körperstrukturen schwach oder krank, so ist Akupressur von Punkten des Wasserelementes hilfreich. Hier einige Beispiele: Der Punkt **Ni 7** stärkt die Nieren, **Ni 2** hilft unterstützend bei Nieren-Entzündung, **Bl 60** hilft bei kalter Blase, **Bl 62** unterstützt die Wirbelsäule bei Rückenbeschwerden, **Bl 67** unterstützt die Organe und Körperstrukturen des Wasserelementes in ihrer Gesamtheit, d.h. sogar Gehirn und Langzeitgedächtnis.

Punkte-Tabellen und Meridian-Bilder

All das können wir durch Akupressur heilend beeinflussen. So erklärt sich, warum die einzelnen Akupunkte des Nieren- und des Blasenmeridianes bei so verschiedenen Beschwerdebildern nützlich und heilsam sein können. Sie finden die Punkte in den Punkte-Tabellen 3.1 und 3.2 und den Meridian-Bildern 3.1.2 - 3.1.9. Daraus können Sie sich jetzt die Akupunkte aussuchen, die Sie ansprechen, und mit der Selbsthilfe-Akupressur beginnen.

Tabelle 3.1: Wichtige Punkte auf dem Blasenmeridian				
Bezeichnung des Punktes	**Hilfreich bei:**	**Lage des Punktes**	**Zu welchem Element gehörend?**	**Verwandtschafts-Beziehungen, Bemerkungen:**
Bl 1	Kopfschmerzen an der Stirn, zentral auf dem Schädel und/oder am Hinterkopf: Zusätzlich Bl 2 und Bl 10 drücken. Nacken-Verspannung	Am inneren Augenhöhlenrand oberhalb des Tränensackes		Symptomatischer Punkt
Bl 2	Wie Bl 1. Außerdem Nebenhöhlen-Entzündung; der Punkt öffnet die oberen Nebenhöhlen. Gut bei allergischen Reaktionen wie Nießen und Heufieber	Am innenseitigen Augenbrauenrand in einer leichten Vertiefung		Symptomatischer Punkt
Bl 10	Nacken-Verspannung, nervliche Anspannung. Kopfschmerzen (s. Bl. 1). Halsweh, Probleme mit der Stimme. Die Funktion der Schilddrüse unterstützend	Dicht unter dem Schädel, 1½ Daumenbreiten seitlich der Körpermittellinie, in einer oft druckempfindlichen Vertiefung		Symptomatischer Punkt
Bl 38	Herz-Beschwerden. Husten, Atem-Beschwerden. Bluthochdruck. Schlaflosigkeit. Angst	Auf dem äußeren Blasenmeridian-Ast am inneren Schulterblattrand; auf dieser Höhe nimmt die Schulterblattgräte ihren Anfang.		Symptomatischer Punkt
Bl 47	Beschwerden im unteren Rücken. Ischias-Beschwerden. Impotenz. Blasenschwäche. Angst	Auf dem äußeren Blasenmeridian-Ast in der Nierengegend unterhalb der Rippen		Symptomatischer Punkt
Bl 48	Anspannung im Beckenbereich, Beschwerden im unteren Rücken, Ischias-Beschwerden, Hüft-Beschwerden. Hämorrhoiden. Blasenschwäche. Prostata-Beschwerden. Krampfartige Menstruations-Beschwerden. Frustration	Auf dem äußeren Blasenmeridian-Ast am Gesäß auf Höhe des zweiten Kreuzbeinloches		Symptomatischer Punkt

Tabelle 3.1: Wichtige Punkte auf dem Blasenmeridian				
Bezeichnung des Punktes	**Hilfreich bei:**	**Lage des Punktes**	**Zu welchem Element gehörend?**	**Verwandtschafts-Beziehungen, Bemerkungen:**
Bl 58 **Lo**	Gut zur Unterstützung bei allen Themen der Nieren und der Blase	Am Unterschenkel, auf halber Strecke zwischen Kniegelenk und Außenknöchel, am seitlichen Rand des Zwillingswaden-Muskels		**Lo-Punkt.** Das ist der Punkt, der am Ende eines Verbindungsweges zwischen zwei Yin-Yang-Partner-Meridianen sitzt. Er öffnet diesen Verbindungsweg, so dass sich die Energie zwischen den beiden Meridianen ausgleicht. So **stärkt** er das angesprochene Element, hier das Wasserelement, in seiner Gesamtheit.
Bl 60	Kalte Blase. Blasenentzündung. **Nicht bei Schwangeren drücken.**	An der Fußaußenseite mitten zwischen Außenknöchel und Achillessehne am Rand des Sprungbeins	Feuerelement. Der Punkt bringt folgerichtig Hitze in die kalte Blase. Bei Blasenentzündung, als Feuer zu verstehen, hilft er nach dem Ähnlichkeits-Prinzip »Feuer löscht Feuer«	Elementepunkt, daher von besonderer Qualität; ohne Verwandtschafts-Beziehung
Bl 62	Rückenschmerzen. Schlaflosigkeit.	Auf der Linie Außenknöchel-Spitze - Fersenspitze nach dem ersten Drittel am oberen Rand des Fersenbeins (nach van der Molen)		Symptomatischer Punkt
Bl 64 **Q**	Gut zur Unterstützung bei allen Themen der Nieren und der Blase	An der Fußaußenseite zehenwärts des deutlich hervortretenden Vorsprungs des fünften Mittelfußknochens		**Quellpunkt.** Das ist der Punkt, der am Anfang eines Verbindungsweges zwischen zwei Yin-Yang-Partner-Meridianen sitzt. Er öffnet diesen Verbindungsweg, so dass sich die Energie zwischen den beiden Meridianen ausgleicht. So **stärkt** er das angesprochene Element, hier das Wasserelement, in seiner Gesamtheit.

Tabelle 3.1: Wichtige Punkte auf dem Blasenmeridian				
Bezeichnung des Punktes	**Hilfreich bei:**	**Lage des Punktes**	**Zu welchem Element gehörend?**	**Verwandtschafts-Beziehungen, Bemerkungen:**
Bl 65	Bluthochdruck aufgrund eines Nieren-Themas, das kann z.B. die Angst sein, eine wichtige Person zu verlieren.	An der Fußaußenseite, am fünften Mittelfußknochen, und da am zum Kleinzeh weisenden Knochenschaft-Knochenend-Übergang	Holzelement	**Tochterpunkt:** Das ist der Punkt, der zu seinem Meridian ein Tochter-Verhältnis hat. Der Punkt Bl 65 gehört zum Holzelement. Dieses folgt im Elementekreis auf das Wasserelement, wie die Tochter auf die Mutter folgt. Jeder Tochterpunkt **entlastet / entstaut** das vorhergehende Element, wie die Tochter ihre Mutter entlastet, wenn diese überfordert und angespannt ist. Nur bei Symptomen (s. links) anwenden.
Bl 66	Zur Stärkung der Blase und der Nieren. Bei Blasen-Entzündung, aber nicht, wenn Kälte die Beschwerden ausgelöst hat, sonst ist die kühlende Wirkung zu stark, die dieser Punkt mit sich bringt.	An der Fußaußenseite in der Mulde vor (distal) dem Kleinzehengrund-gelenk	Wasserelement. Dem Wasserelement zugehörige Punkte haben die Eigenschaft des Wassers zu kühlen.	**Home point:** Das ist der Punkt, der in „seinem" Meridian zu Hause ist, d.h. der Elementepunkt, der zu demselben Element gehört wie der gesamte Meridian, auf dem er liegt. Jeder home point **stärkt** „sein" Element.
Bl 67	Hervorragender Punkt, der das Wasserelement, d.h. die Blase und die Nieren bis hin zum Langzeitgedächtnis unterstützt. **Nicht bei Schwangeren drücken, außer zur Geburt. Bei Steißlage des Kindes hilft der Punkt, kurz vor der Geburt angewendet, dass das Kind sich dreht. Der Punkt hilft der Mutter, das Kind „loszulassen".**	Am Kleinzeh, 2 mm neben dem äußeren Nagelfalzwinkel	Metallelement	**Mutterpunkt:** Das ist der Punkt, der zu seinem Meridian ein mütterliches Verhältnis hat. Bl 67 gehört zum Metallelement. Dies liegt im Elementekreis vor dem Wasserelement, wie die Mutter vor dem Kind schon auf der Welt ist. Jeder Mutterpunkt **unterstützt** das jeweils nachfolgende Element, wie die Mutter ihr Kind unterstützt.

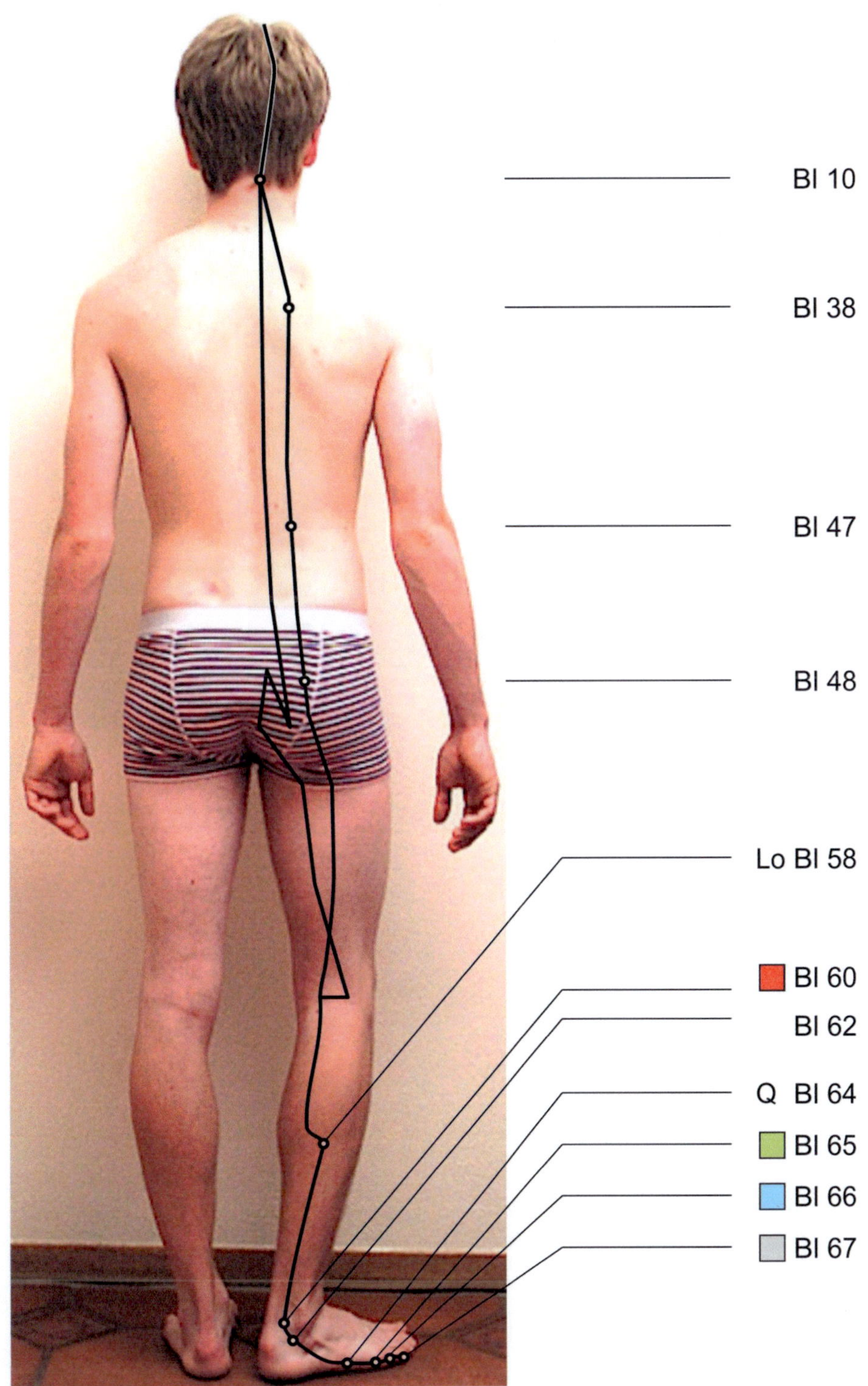

Abb. 3.1.2:
Verlauf des Blasenmeridians von Kopf bis Fuß

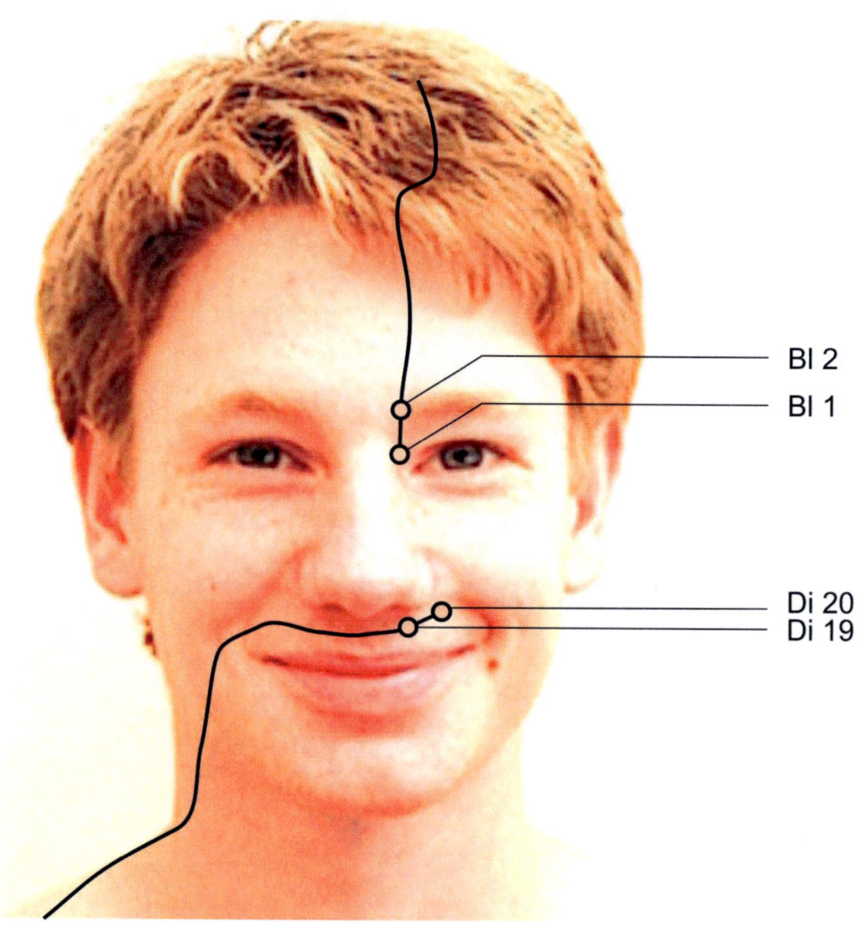

Abb. 3.1.3:
Verlauf des Blasenmeridians übers Gesicht

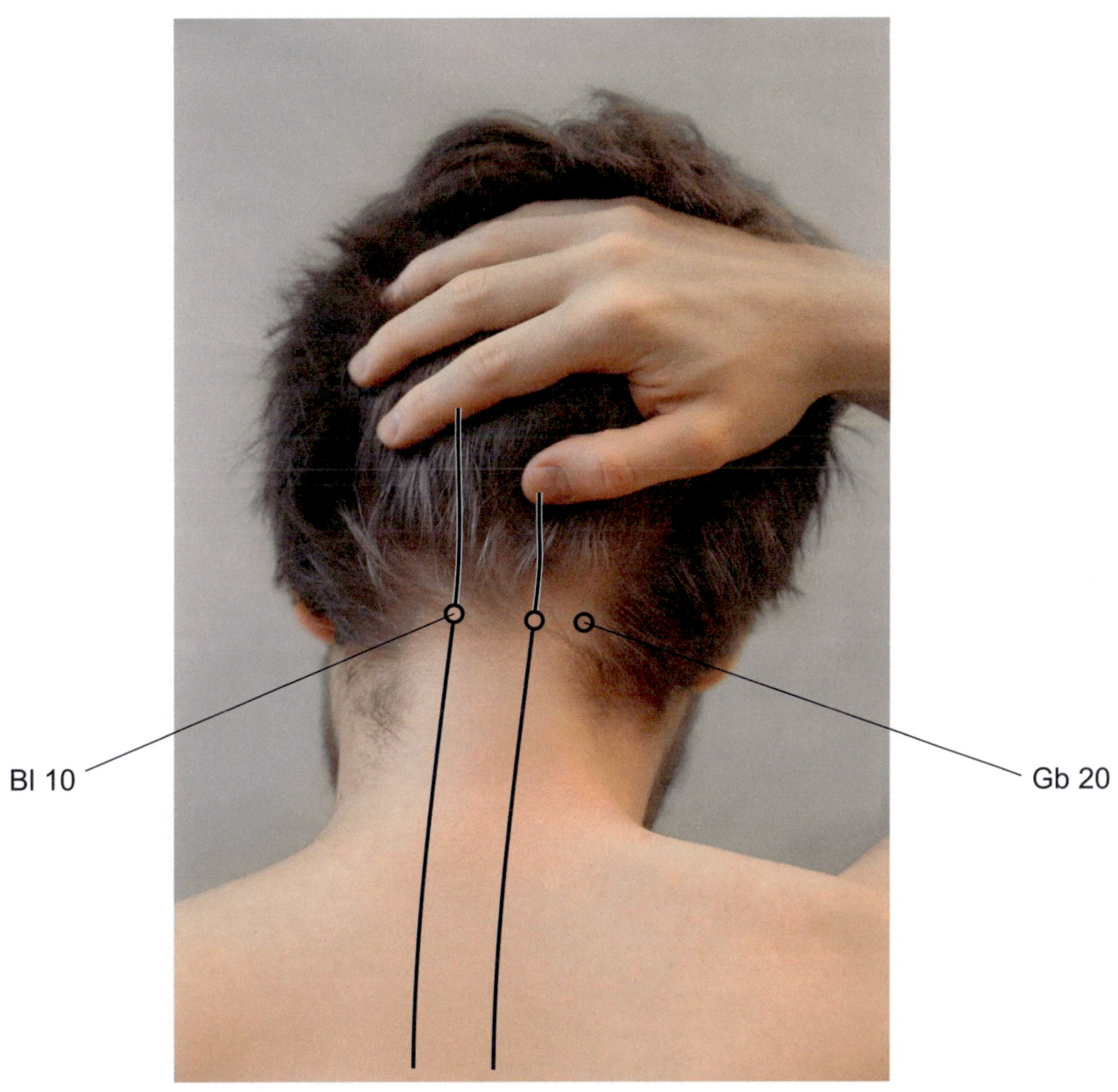

Abb. 3.1.4:
Verlauf es Blasenmeridians über den Nacken

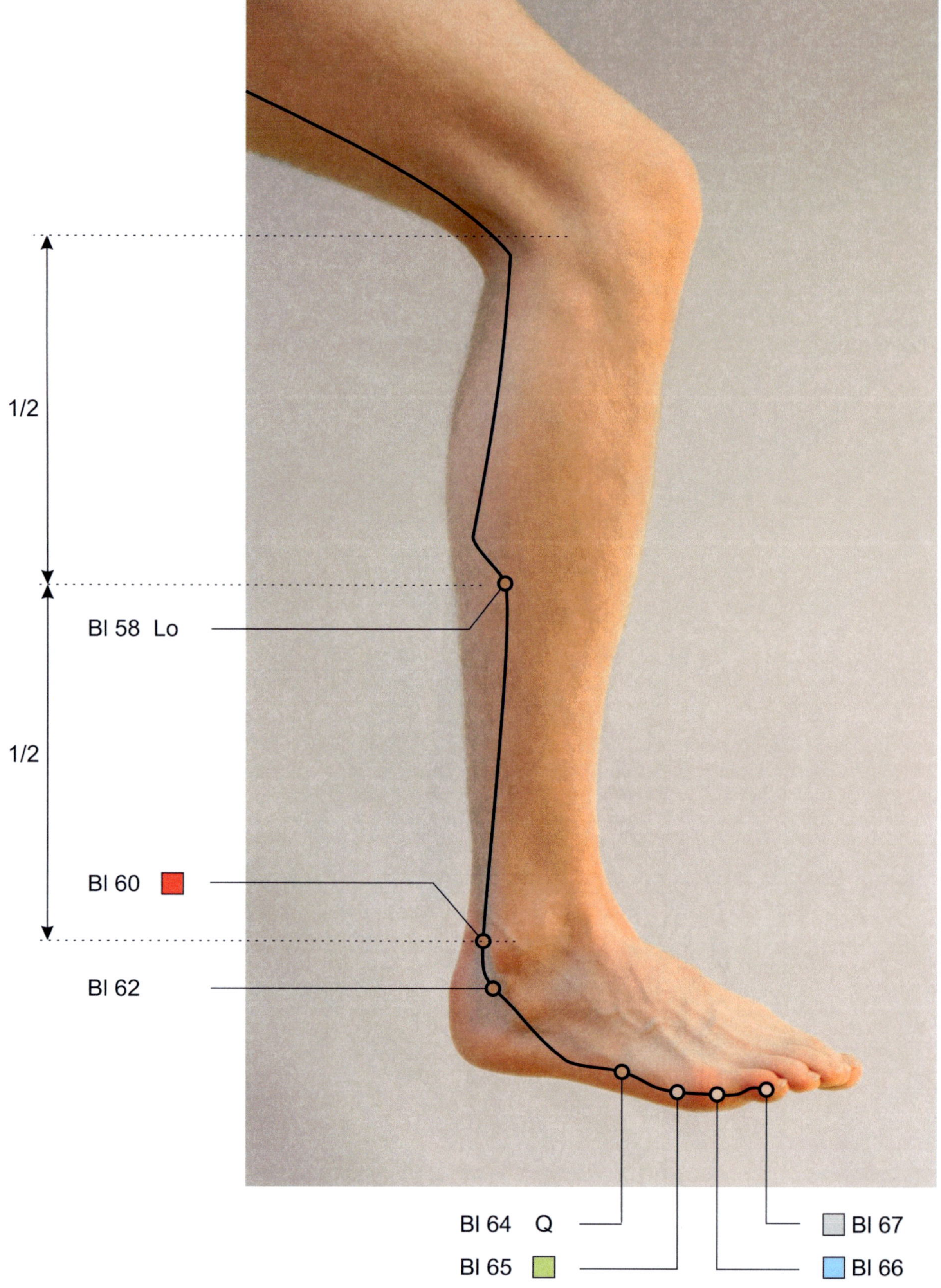

Abb. 3.1.5:
Verlauf des Blasenmeridians vom Oberschenkel bis zum kleinen Zeh

Tabelle 3.2: Wichtige Punkte auf dem Nierenmeridian				
Bezeichnung des Punktes	**Hilfreich bei:**	**Lage des Punktes**	**Zu welchem Element gehörend?**	**Verwandtschafts-Beziehungen, Bemerkungen:**
Ni 1	Bluthochdruck aufgrund eines Nieren-Themas. **Nicht bei Schwangeren ab 9. Monat drücken.**	Auf der Fußsohle unter dem Zehenballen	Holzelement	**Tochterpunkt:** Das ist der Punkt, der zu seinem Meridian ein Tochter-Verhältnis hat. Der Punkt Ni 1 gehört zum Holzelement. Dieses folgt im Elementekreis auf das Wasserelement, wie die Tochter auf die Mutter folgt. Jeder Tochterpunkt **entlastet / entstaut** das vorhergehende Element, wie die Tochter ihre Mutter entlastet, wenn diese überfordert und angespannt ist. Nur bei Symptomen (s. links) anwenden.
Ni 2	Kalte Nieren. Nieren-Entzündung. **Nicht bei Schwangeren ab 9. Monat drücken.**	Auf der Fußinnenseite am Kahnbeinunterrand unmittelbar vor = zehenwärts der deutlich tastbaren Erhebung des Kahnbeins	Feuerelement. Das Feuer bringt den Nieren Wärme. Bei Entzündung der Nieren, einer feurigen Reaktion, hilft Ni 2 nach dem Ähnlichkeits-Prinzip »Feuer löscht Feuer«	Elementepunkt, daher von besonderer Qualität; ohne Verwandtschafts-Beziehung
Ni 5a	Unterzuckerung (Hypoglykämie) und Hunger auf Süßes. Bedürfnis, zum Ausgleich mehrmals täglich viel Kaffee zu trinken	Auf der Fußinnenseite auf halber Strecke zwischen der Spitze des Innenknöchels und der Fußsohle, im Spalt zwischen Sprung- und Fersenbein, am besten zu finden beim Kreisen des Fußes		Symptomatischer Punkt

Tabelle 3.2: Wichtige Punkte auf dem Nierenmeridian				
Bezeichnung des Punktes	**Hilfreich bei:**	**Lage des Punktes**	**Zu welchem Element gehörend?**	**Verwandtschafts-Beziehungen, Bemerkungen:**
Ni 7	Die Nieren stärkend. Angeschwollene Beine aufgrund von Nieren-Schwäche. **Nicht bei Schwangeren ab 9. Monat drücken.**	Auf der Unterschenkel-innenseite 3 Daumenbreiten oberhalb der Spitze des Innenknöchels knapp vor der Achillessehne	Metallelement	**Mutterpunkt:** Das ist der Punkt, der zu seinem Meridian ein mütterliches Verhältnis hat. Ni 7 gehört zum Metallelement. Dies liegt im Elementekreis vor dem Wasserelement, wie die Mutter vor dem Kind schon auf der Welt ist. Jeder Mutterpunkt **unterstützt** das jeweils nachfolgende Element, wie die Mutter ihr Kind unterstützt.
Ni 9	Wadenkrampf	6½ Daumenbreiten oberhalb des Innenknöchels und 2 Daumenbreiten hinter dem inneren Schienbeinrand am inneren Achillessehnenrand (nach van der Molen).		Symptomatischer Punkt
Ni 10	Stärkt und kühlt, hilft z.B. bei Hitzewallungen. Beruhigt das Herz bei Herzrasen. Bei Herzrasen zusätzlich Ni 7 drücken, um die Nieren zu stärken.	Im Kniegelenksspalt am Übergang von der Knie-Rückseite zur Knie-Innenseite (nach van der Molen)	Wasserelement. Dem Wasserelement zugehörige Punkte haben die Eigenschaft des Wassers zu kühlen.	**Home point:** Das ist der Punkt, der in „seinem" Meridian zu Hause ist, d.h. der Elementepunkt, der zu demselben Element gehört wie der gesamte Meridian, auf dem er liegt. Jeder home point **stärkt** „sein" Element.
Ni 11	Störungen beim Wasserlassen. Nächtliches Einnässen. Impotenz. Schmerzen im unteren Rücken	Am oberen Rand des Schambeins 1 Fingerbreite von der Körpermittellinie entfernt		Symptomatischer Punkt

Tabelle 3.2: Wichtige Punkte auf dem Nierenmeridian				
Bezeichnung des Punktes	**Hilfreich bei:**	**Lage des Punktes**	**Zu welchem Element gehörend?**	**Verwandtschafts-Beziehungen, Bemerkungen:**
Ni 25 Ni 26 Ni 27	Hilfe für alle Meridiane, in die richtige Richtung zu fließen, z.B. wenn jemand traumatisiert ist oder Drogen genommen hat. Die Punkte bringen Energie und regen das Atmen an. Sie beleben den Rücken. Hilfreich bei Atemnot. Bei Asthma und Bronchitis drücken, um die Brust zu befreien. Bei Angina pectoris: zusätzlich Ni 7 drücken	Auf dem Brustkorb unter dem Schlüsselbein über der 1., 2. und 3. Rippe am Brustbeinrand		Reihe symptomatischer Punkte

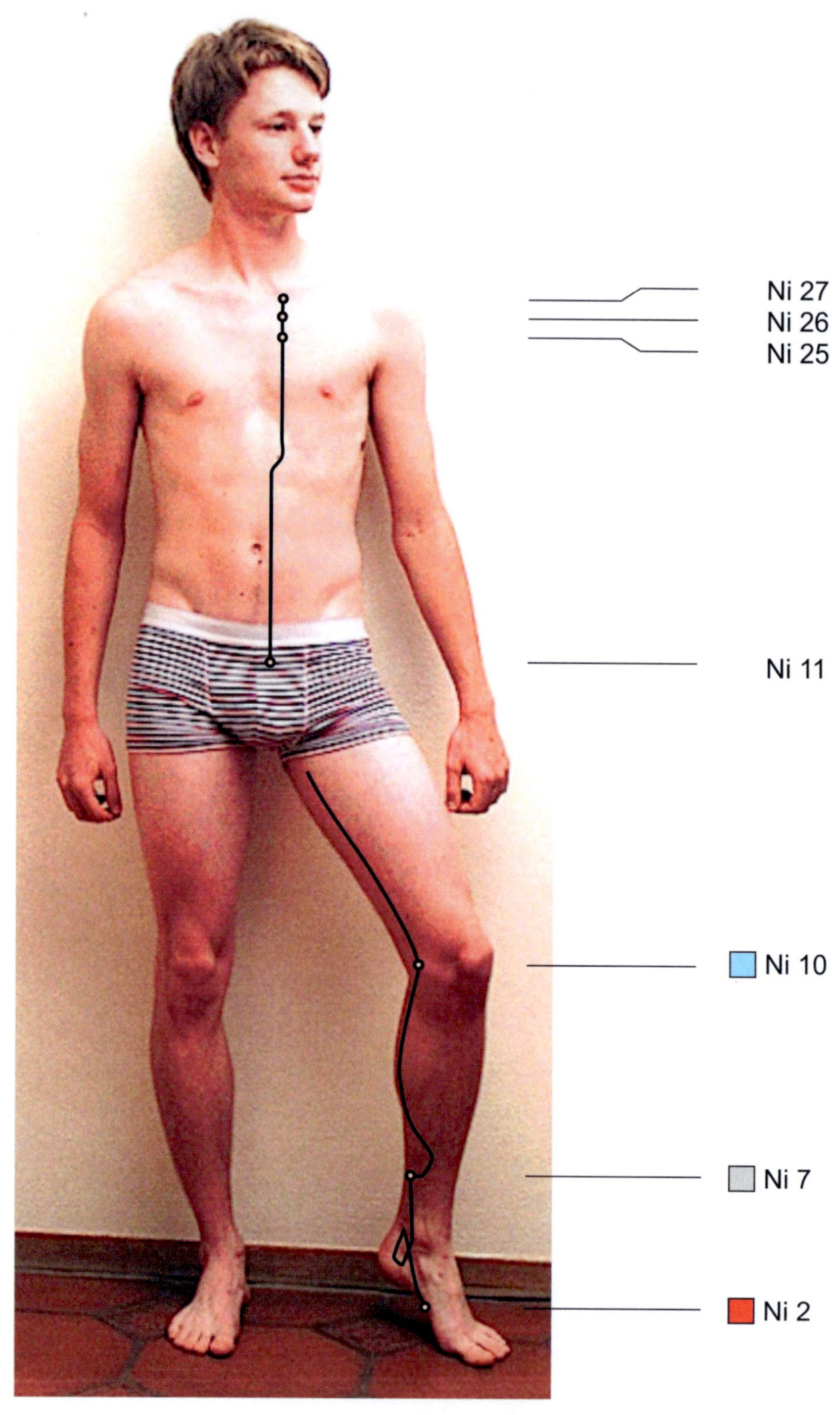

Abb. 3.1.6:
Gesamtverlauf des Nierenmeridians

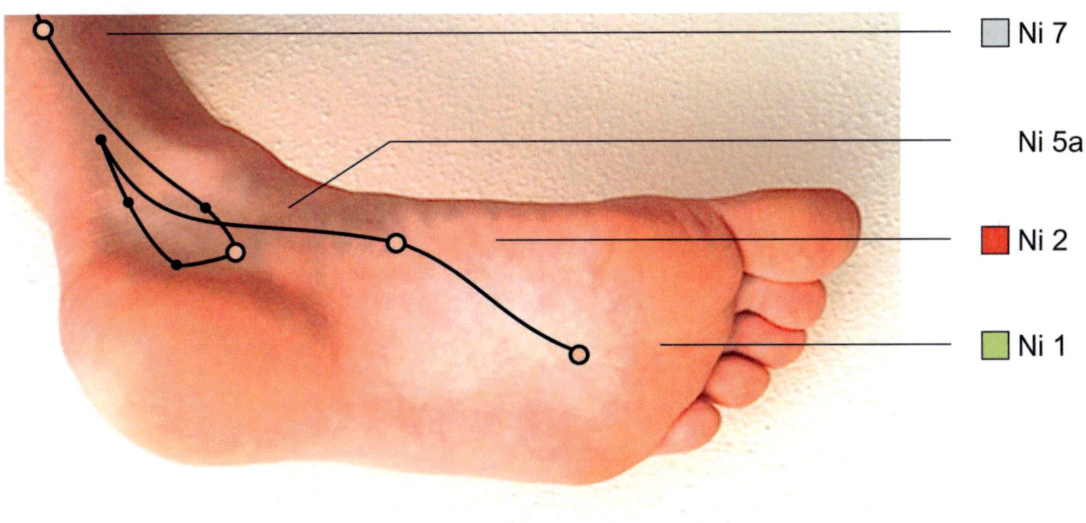

Abb. 3.1.7: Verlauf des Nierenmeridians am Fuß
und am Unterschenkel, von unten gesehen

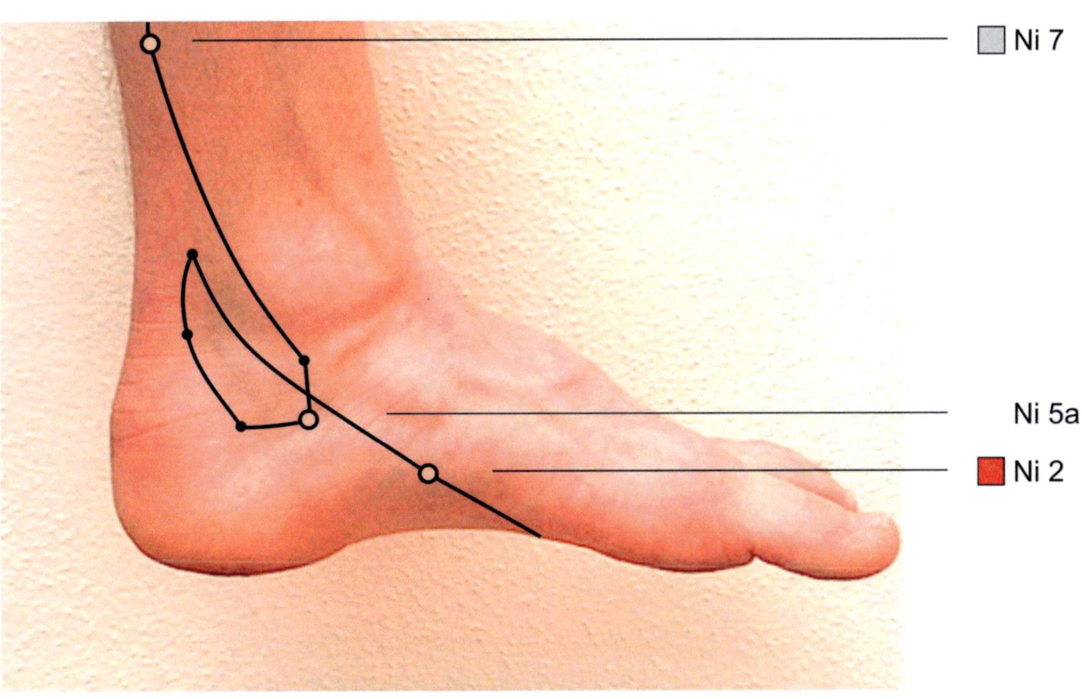

Abb. 3.1.8: Verlauf des Nierenmeridians am Fuß
und am Unterschenkel, von der Seite gesehen

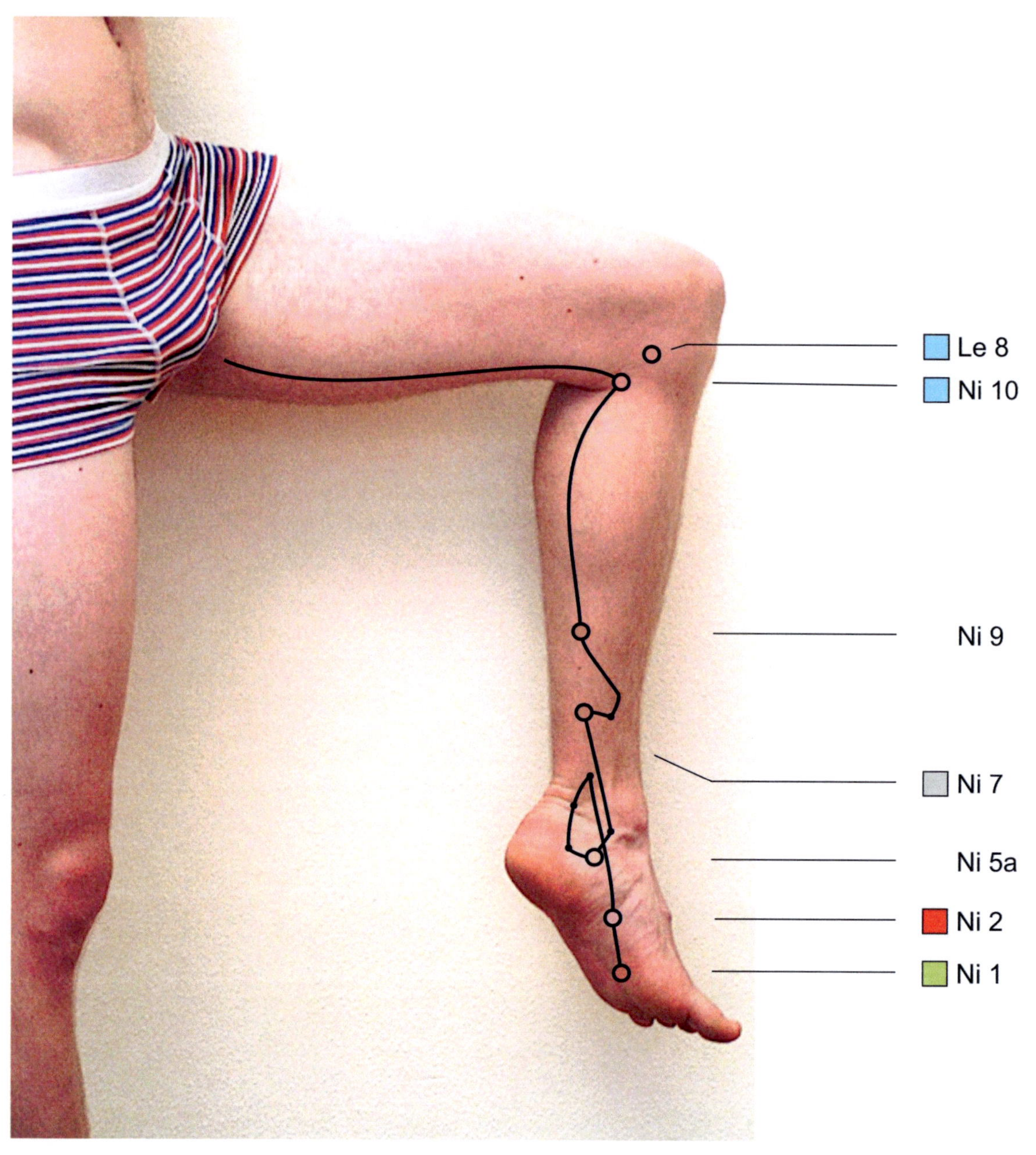

Abb. 3.1.9:
Beinverlauf des Nierenmeridians

Sie wollen mehr wissen?

Auf den nächsten Seiten erhalten Sie Antworten auf die folgenden Fragen:

- Die Kraft, die ihren Sitz in den Nieren hat, ist ein Teil von uns, nicht nur auf der körperlichen Ebene, sondern auch auf der Ebene der Psyche. Welches ist das mit unserer Nierenkraft verbundene psychische Thema?

- Bei manchen Punkten des Wasserelements ist es hilfreich zu wissen, wie man sie auf günstige Weise erreicht: In welcher Körperhaltung, mit welcher Druckstärke, und in welcher Druckrichtung. Welches sind diese Punkte, und wie erreichen wir sie am besten?

Psychisches Thema

Vertrauen

Leben hat sich im Wasser entwickelt, und im Mutterleib wachsen wir im wässerigen Milieu der Fruchtblase heran. Das Wasserelement ist die Quelle unserer Lebenskraft. Solange wir dieser Quelle vertrauen, haben wir Lebensmut und die Willenskraft, unser Leben zu gestalten.

Sobald wir geboren sind, übernehmen unsere Eltern oder andere nahestehende Menschen, die uns großziehen, die Funktion des Wasserelements: Wir erleben sie als die Quelle, die uns Geborgenheit vermittelt und uns die Kraft verleiht, uns selbst zu entdecken und uns weiterzuentwickeln.

Später sind es andere Menschen, an denen wir uns orientieren: Menschen, die wir bewundern oder sehr schätzen, die wir lieben und die uns etwas beibringen und uns inspirieren. Diese Menschen wecken in uns die Kraft, uns weiterentwickeln zu wollen.

Das Wasserelement steht für unser Vertrauen in das Leben und für das Vertrauen in Menschen, von denen wir uns unterstützt, geliebt und getragen fühlen.

Angst

Angst entsteht, wenn dieses Vertrauen ins Leben gestört wird. Wenn wir uns nicht länger verbunden fühlen mit der unerschöpflichen Quelle, die unsere Lebenskraft speist.

Das kann geschehen, wenn wir einen geliebten Menschen durch Trennung oder Tod verlieren. Der Tod eines nahestehenden Menschen kann uns »an die Nieren gehen«. Und Kinder, die die Trennung ihrer geliebten Eltern erleben müssen, können zu Bettnässern werden. In beiden Fällen ist das Vertrauen erschüttert, dass das Leben uns eine Quelle zur Verfügung stellt, aus der wir jederzeit Lebenskraft schöpfen können.

Mut

Mut im Sinne des Wasserelements bedeutet: Auch wenn wir in unseren Beziehungen zu anderen Menschen Verletzungen, Enttäuschungen und Trennungen erleben, können wir darauf vertrauen, mit der nie versiegenden Quelle des Lebens verbunden zu sein. Und wenn wir die Quelle unserer Lebenskraft in uns entdecken, hilft uns das, immer wieder vertrauensvoll auf andere Menschen zugehen zu können und auf diese Weise erfüllende Beziehungen zu leben.

»Vertrauen ist die stillste Art von Mut.« (Irmgard Erath)

Die einzelnen Akupunkte sicher erreichen

Bl 1 (am Augenhöhlenrand)

Den links- und den rechtsseitigen Punkt zugleich mit beiden Mittelfingern ein wenig zum inneren Augenhöhlenrand hin drücken.

Bl 2 (am Augenhöhlenrand)

Den links- und den rechtsseitigen Punkt zugleich mit beiden Daumen oder Mittelfingern – ein wenig zueinander gewandt – drücken.

Bl 10 (am Nacken)

Selbstbehandlung

Nehmen Sie auf einem Lehnstuhl Platz. Umfassen Sie mit beiden Händen Ihren Hinterkopf. Sinken Sie mit beiden Daumen zugleich in den links- und den rechtsseitigen Punkt. Heben und senken Sie den Kopf dabei, um den Punkt unter dem Schädeldach in der starken Haltemuskulatur des Kopfes zu finden und deutlich zu spüren.

Behandlung anderer

Eine gute Position ist die, dass Ihr Klient auf dem Rücken liegt und Sie, aus der Überkopf-Position kommend, seinen Kopf mit den Handflächen halten, Ihre Finger aufstellen und mit den Fingerballen unter das Schädeldach greifen (Abb. 4. 1. 3).

Bl 58, 60, 62 und **64 bis 67** (im Bereich Unterschenkel – Fuß)

Selbstbehandlung

Diese Punkte erreichen Sie zur Selbstbehandlung wahrscheinlich am besten in Rückenlage mit angewinkelten Beinen. Wir empfehlen, Punkte aus dieser Serie erst auf der einen Seite und dann auf der anderen Seite zu drücken. Dabei können Ihre Füße auch in der Luft schweben.

Behandlung anderer

Von den vielen Behandlungsmöglichkeiten möchten wir eine herausgreifen: Ihr Klient liegt auf dem Rücken. Eine Hand hält **Bl 48** (Basispunkt am Gesäß), mit der anderen halten Sie nacheinander auf der Ihnen zugewandten Körperseite Ihres Klienten einen oder wenige der obigen Punkte. Auf diese Weise behandeln Sie nacheinander beide Körperseiten.

Ni 1, 2, 5a und **Ni 7, 10** (im Bereich Fuß – Unterschenkel)

Es sei erwähnt, dass die Bezeichnung »**Ni 5a**« auf Ton van der Molen zurückgeht, der diesen kraftvollen Punkt zwischen **Ni 5** und **Ni 6** entdeckt hat.

Selbstbehandlung

Diese Punkte werden Sie wahrscheinlich am liebsten in Rückenlage drücken. So können Sie ein Bein aufstellen und den Unterschenkel und Fuß des anderen zu sich heranziehen. In dieser Position haben Sie alle Unterschenkel- und Fußpunkte des Nierenmeridianes vor sich und können sogar noch eine Hand, die Handfläche nach oben gewandt, unter Ihren Rücken in Ihren Lendenbereich schieben und **Bl 48** als Basispunkt halten.

Behandlung anderer

Von den vielen Behandlungsmöglichkeiten möchten wir eine herausgreifen: Ihr Klient liegt auf dem Bauch. Mit einer Hand halten Sie **Bl 48** (Basispunkt im Lendenbereich) und mit der anderen nacheinander auf der Ihnen zugewandten Körperseite Ihres Klienten einen oder wenige der obigen Punkte. Auf diese Weise behandeln Sie nacheinander beide Körperseiten.

Ni 11 (am Schambeinrand)

Selbstbehandlung

Es ist günstig, den links- und den rechtsseitigen Punkt zugleich zu drücken und dazu jeweils den Mittel- und den Ringfinger einzusetzen, stehend, sitzend oder auf dem Rücken liegend mit aufgestellten Beinen. Sie drücken unmittelbar am oberen Schambeinrand nach innen und unten.

Behandlung anderer

Nur bei Klienten, bei denen Sie sich sicher sind, dass sie diese Behandlung nicht als Annäherungsversuch auffassen. Behandeln Sie den linksseitigen und den rechtsseitigen Punkt zugleich mit den Handballen. Ihr Klient liegt auf dem Rücken. Sie sind zu seinen Füßen hin ausgerichtet.

Ni 25, 26 und **27** (auf der Brust)

Ni 27 liegt knapp unterhalb des Schlüsselbeinrandes und seitlich des Brustbeins, 2 Daumenbreiten von der Körpermittellinie entfernt. Drücken Sie nicht nach oben gegen das Schlüsselbein, sondern geradewegs Richtung Körperinneres. Ni 26 liegt im Rippenzwischenraum darunter, Ni 25 einen Rippenzwischenraum weiter. Vielleicht gelingt es Ihnen, alle drei Punkte links und rechts zugleich zu drücken, sowohl bei Ihnen selbst als auch bei anderen. Nehmen Sie dazu den Zeige-, Mittel- und Ringfinger der linken und der rechten Hand. Jeweils einen oder zwei dieser Punkte auf einmal zu behandeln, ist genauso gut möglich.

3.2 HOLZELEMENT

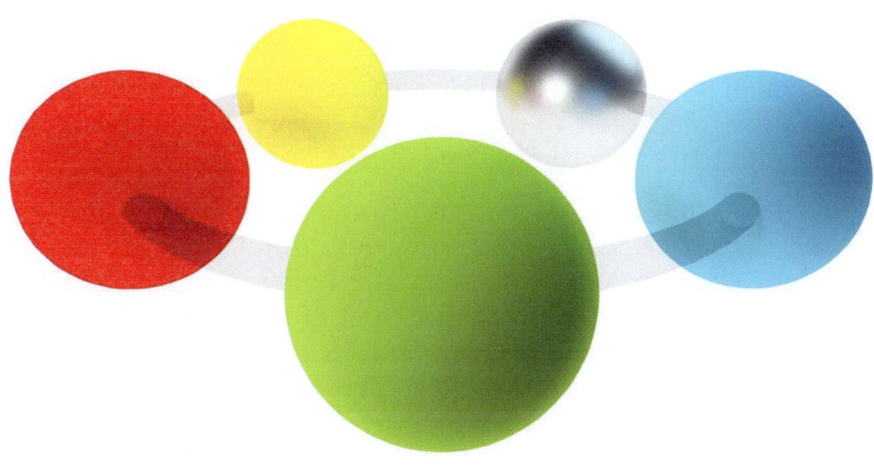

Abb. 3.2.1: Das Holzelement (grün) im Zyklus der Elemente

Auf das Wasserelement, das wir eben beschrieben haben, folgt im Elementekreis das Holzelement (Abb. 3.2.1).

Grünkraft

Wir möchten kurz beschreiben, wie wir den Begriff »Holz«-Element verstehen können. Wir können damit das frische Grün assoziieren, wie es keimt und sprießt. Denken wir dabei an die treibende Kraft, die alle Pflanzen zum Wachsen bringt, an die Grünkraft, wie Hildegard von Bingen im 12. Jahrhundert diese Kraft genannt hat, oder an im Frühling austreibende Bäume im Gehölz.

Leber und Gallenblase

Die beiden Organe, die dem Holzelement zugehören, sind die Leber und die Gallenblase. Wie wir wissen, hat die Leber mehrere Funktionen. Ihre wichtigste Aufgabe ist es zu entgiften. Zu ihren weiteren Aufgaben gehört, dass sie sich am Auf- und Abbau der Hormone beteiligt und dass sie die Gallenflüssigkeit produziert, die in der Gallenblase gespeichert und eingedickt wird. Essen wir Fetthaltiges, dann wird die Gallenflüssigkeit in den Darm ausgeschieden. Hier brauchen wir sie, um die Fette verarbeiten zu können.

Die Leber hat auch eine psychische Komponente. Wir finden sie in unserem Wortschatz, z.B. in der Redewendung: »Was ist das für ein Grantlhuber, was ist dem denn über die Leber gelaufen?« Wundern Sie sich also nicht, dass unter den hier aufgeführten Akupunkten nicht nur solche sind, die die Leber und die Gallenblase bei ihrer Arbeit, z.B. der Fettverdauung, unterstützen, sondern auch solche, die bei Ärger und Stress hilfreich sind.

Punkte-Tabellen und Meridian-Bilder

Die heilsamen Punkte im Holzelement finden Sie in den hier gezeigten Punkte-Tabellen 3.3 und 3.4 und den Meridian-Bildern 3.2.2 - 3.2.9. Daraus können Sie sich jetzt die Akupunkte aussuchen, die Sie ansprechen, und mit der Selbsthilfe-Akupressur beginnen.

Tabelle 3.3: Wichtige Punkte auf dem Gallenblasenmeridian

Bezeichnung des Punktes	Hilfreich bei:	Lage des Punktes	Zu welchem Element gehörend?	Verwandtschafts-Beziehungen, Bemerkungen:
Gb 1-4, 14, 15	Migräne: Klopfmassage der empfindlichen Punkte. **Bei Schwangeren den Punkt Gb 2 vom Schwangerschafts-Beginn an und Gb 3 ab dem 2. Monat nicht mehr anwenden.**	Diese Punkte liegen seitlich am Kopf		Reihe symptomatischer Punkte
Gb 14	Blockaden im ganzen Kopf: macht uns klar im Kopf. Bei Gedanken-Kreisen: zusätzlich Gb 20 halten. Seiten-Kopfschmerz, Migräne. Schlaflosigkeit	1 Daumenbreite über der Mitte der Augenbraue in flacher Mulde des Stirnbeins		Symptomatischer Punkt
Gb 20	Seiten-Kopfschmerz, Nacken-Verspannung. Migräne. Schwindel. Bluthochdruck. Überanstrengte Augen	Dicht unter dem Schädel zwischen Trapez- und Halswendemuskel, in einer deutlich tastbaren Grube		Symptomatischer Punkt
Gb 21	Nacken-, Schulter- und Armbeschwerden. Bluthochdruck. **Bei Schwangeren nur leicht drücken.**	Wenn man sich die Schulter als Grat vorstellt: Mitten auf dem Grat		Symptomatischer Punkt
Gb 25	Unterstützend bei Gallen-Beschwerden bis hin zu Gallen- und Nieren-Koliken	Am freien Ende der 12. Rippe		Symptomatischer Punkt
Gb 29	Ischias-Beschwerden. Hüft-Beschwerden. Frustration, Reizbarkeit. Stärkt den unteren Rücken. Entspannt die Sehnen	In der Hüfte, auf halber Strecke zwischen Darmbeinstachel und großem Rollhügel		Symptomatischer Punkt
Gb 30	Ischias-Beschwerden. Frustration, Reizbarkeit	In der Grube hinter dem großen Rollhügel		Symptomatischer Punkt

Tabelle 3.3: Wichtige Punkte auf dem Gallenblasenmeridian				
Bezeichnung des Punktes	**Hilfreich bei:**	**Lage des Punktes**	**Zu welchem Element gehörend?**	**Verwandtschafts-Beziehungen, Bemerkungen:**
Gb 31	Ischias-Beschwerden. Frustration, Reizbarkeit	Auf der Oberschenkel-Außenseite, in der Linie der Hosennaht. Stehend die leicht gebeugte Hand an die Hosennaht legen: Unter der Kuppe des Mittelfingers liegt Gb 31		Symptomatischer Punkt
Gb 34	Ischias-Beschwerden. Generell angespannte Muskulatur. Kopfschmerzen. Magen-Beschwerden. Spastische Verstopfung.	An der Außenseite des Unterschenkels 1 Fingerbreite unterhalb der Spitze des Wadenbein-köpfchens, am Vorderrand der dort deutlich tastbaren Sehne (nach Gach)	Erdelement	Elementepunkt, daher von besonderer Qualität; ohne Verwandtschafts-Beziehung
Gb 35	Wadenkrampf	Auf halber Strecke zwischen Wadenbeinköpfchen und Außenknöchel am Hinterrand des Wadenbeins (nach van der Molen)		Symptomatischer Punkt
Gb 37 **Lo**	Gut zur Unterstützung bei allen Themen der Leber und der Gallenblase. Achtung: Punkt führt zu Gewichtszunahme	An der Außenseite des Unterschenkels, 5 Daumenbreiten oberhalb des Außenknöchels am Vorderrand des Wadenbeins		**Lo-Punkt:** Das ist der Punkt, der am Ende eines Verbindungsweges zwischen zwei Yin-Yang-Partner-Meridianen sitzt. Er öffnet diesen Verbindungsweg, so dass sich die Energie zwischen den beiden Meridianen ausgleicht. So **stärkt** er das angesprochene Element, hier das Holzelement, in seiner Gesamtheit.

Tabelle 3.3: Wichtige Punkte auf dem Gallenblasenmeridian				
Bezeichnung des Punktes	**Hilfreich bei:**	**Lage des Punktes**	**Zu welchem Element gehörend?**	**Verwandtschafts-Beziehungen, Bemerkungen:**
Gb 38	Migräne. Stress	4 Daumenbreiten oberhalb des Außenknöchels am Vorderrand des Wadenbeins	Feuerelement	**Tochterpunkt:** Das ist der Punkt, der zu seinem Meridian ein Tochter-Verhältnis hat. Der Punkt Gb 38 gehört zum Feuerelement. Dieses folgt im Elementekreis auf das Holzelement, wie die Tochter auf die Mutter folgt. Jeder Tochterpunkt **entlastet / entstaut** das vorhergehende Element, wie die Tochter ihre Mutter entlastet, wenn diese überfordert und angespannt ist. Nur bei Symptomen (s. links) anwenden.
Gb 40 **Q**	Migräne. Stress, Frustration, Reizbarkeit. Stärkt Sprunggelenk	In der gut tastbaren Vertiefung vor und unterhalb des Außenknöchels		**Quellpunkt:** Das ist der Punkt, der am Anfang eines Verbindungsweges zwischen zwei Yin-Yang-Partner-Meridianen sitzt. Er öffnet diesen Verbindungsweg, so dass sich die Energie zwischen den beiden Meridianen ausgleicht. So **stärkt** er das angesprochene Element, hier das Holzelement, in seiner Gesamtheit.
Gb 41	Gut zur Unterstützung bei allen Themen der Leber und der Gallenblase, z.B. Kopfschmerz. Zur besseren Fettverdauung und zur Entsäuerung	Vom Zwischenraum zwischen 4. und 5. Zeh ausgehend, die Rinne zwischen 4. und 5. Mittelfußknochen emporgleiten. An deren Ende liegt Gb 41.	Holzelement	**Home point:** Das ist der Punkt, der in „seinem“ Meridian zu Hause ist, d.h. der Elementepunkt, der zu demselben Element gehört wie der gesamte Meridian, auf dem er liegt. Jeder home point **stärkt** „sein“ Element.

Tabelle 3.3: Wichtige Punkte auf dem Gallenblasenmeridian				
Bezeichnung des Punktes	**Hilfreich bei:**	**Lage des Punktes**	**Zu welchem Element gehörend?**	**Verwandtschafts-Beziehungen, Bemerkungen:**
Gb 42	Zur besseren Fettverdauung und zur Entsäuerung	In oben beschriebener Rinne 1 Daumenbreite von den Zehengrund-gelenken entfernt		Symptomatischer Punkt
Gb 43	Gut zur Unterstützung bei allen Themen der Leber und der Gallenblase außer bei Gallensteinen. Zur besseren Fettverdauung und zur Entsäuerung	Auf dem Fußrücken zwischen den Grundgelenken des 4. und 5. Zehs	Wasserelement. Dem Wasserelement zugehörige Punkte haben die Eigenschaft des Wassers zu kühlen. **Achtung: Nicht bei Personen mit Gallensteinen drücken.** Denn Gallensteine werden als „Kälte"-Krankheit verstanden, die erhitzend behandelt werden müsste.	**Mutterpunkt**: Das ist der Punkt, der zu seinem Meridian ein mütterliches Verhältnis hat. Gb 43 gehört zum Wasserelement. Dies liegt im Elementekreis vor dem Holzelement, wie die Mutter vor dem Kind schon auf der Welt ist. Jeder Mutterpunkt **unterstützt** das jeweils nachfolgende Element, wie die Mutter ihr Kind unterstützt.

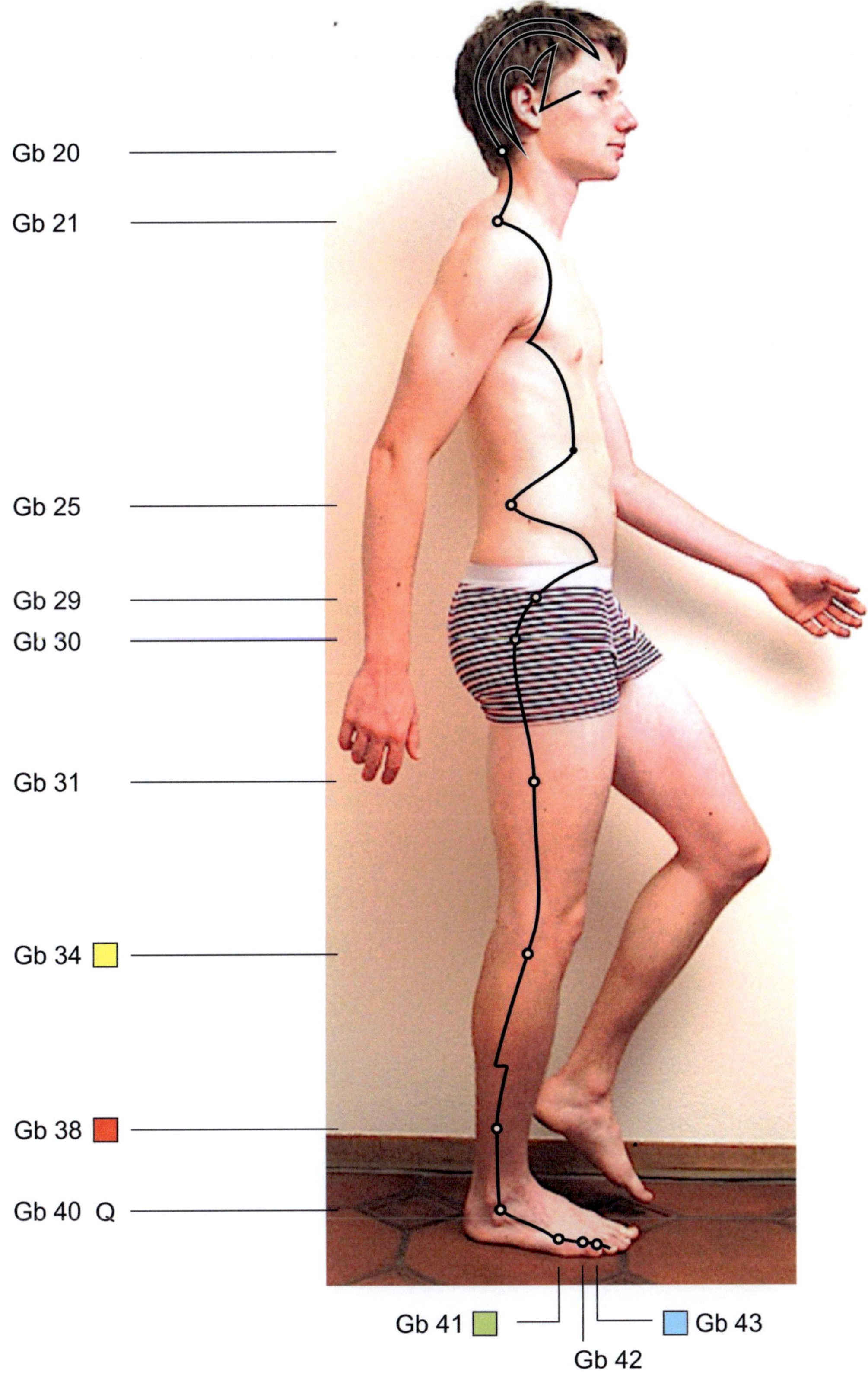

Abb. 3.2.2:
Gesamtverlauf des Gallenblasenmeridians

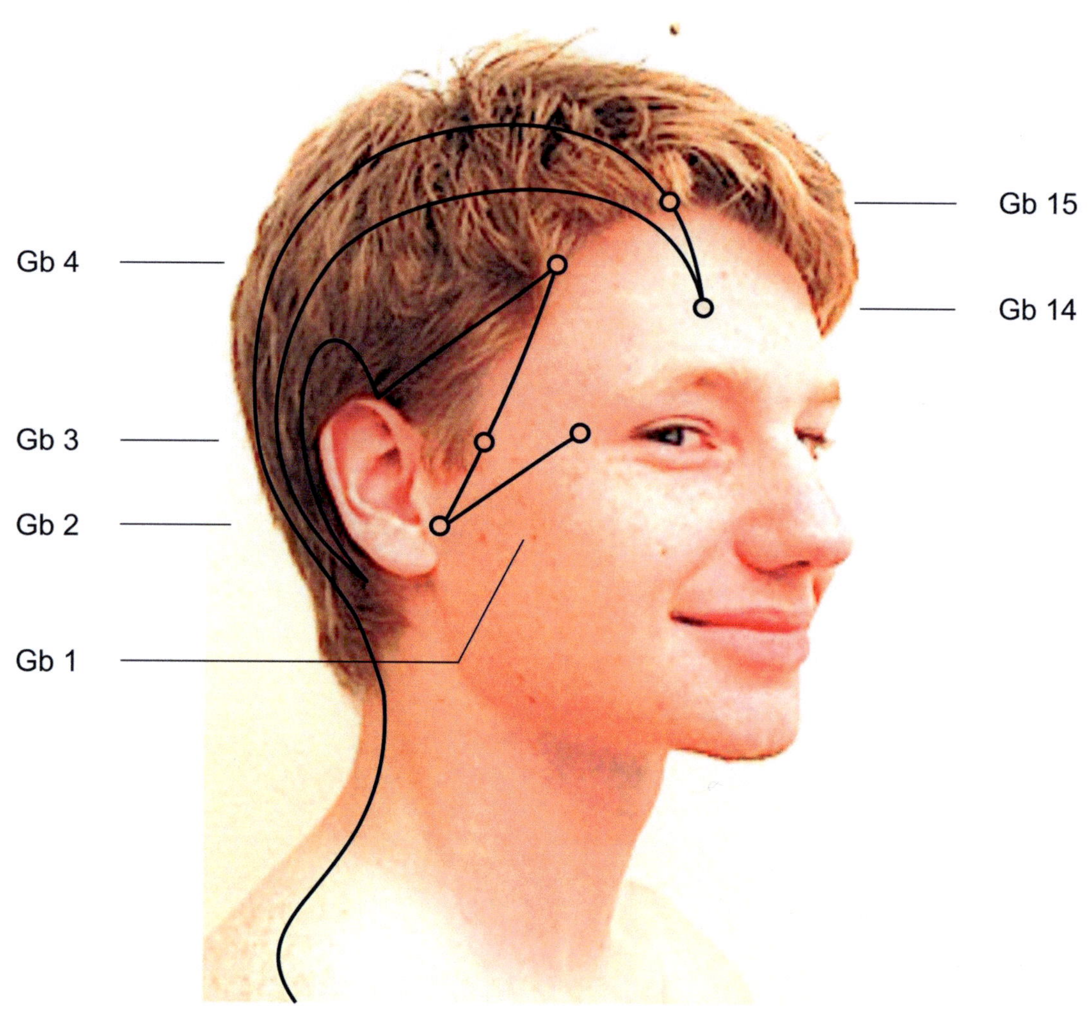

Abb. 3.2.3:
Wichtige Punkte bei seitlichem Kopfschmerz und Migräne.
Diese Punkte liegen auf dem Gallenblasenmeridian.

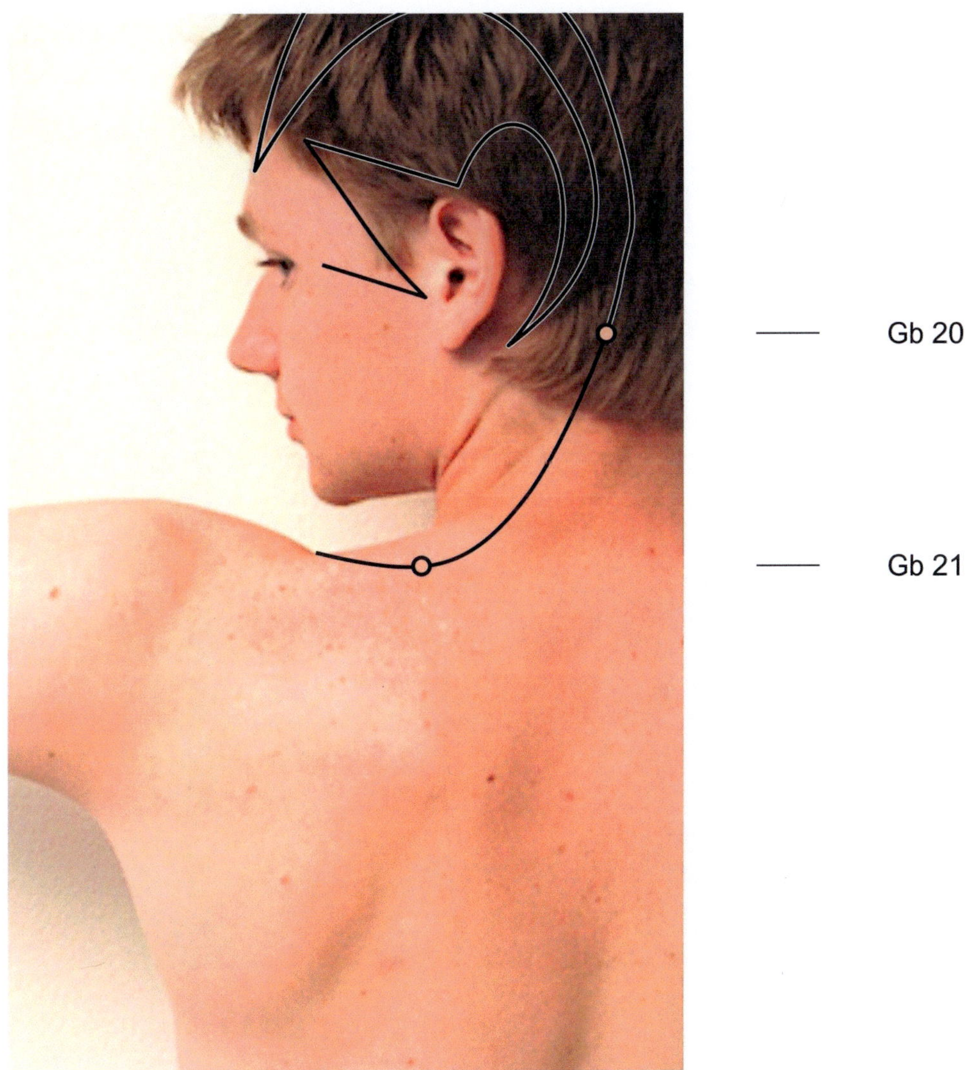

Abb. 3.2.4:
Hilfreiche Punkte bei Nackenverspannung

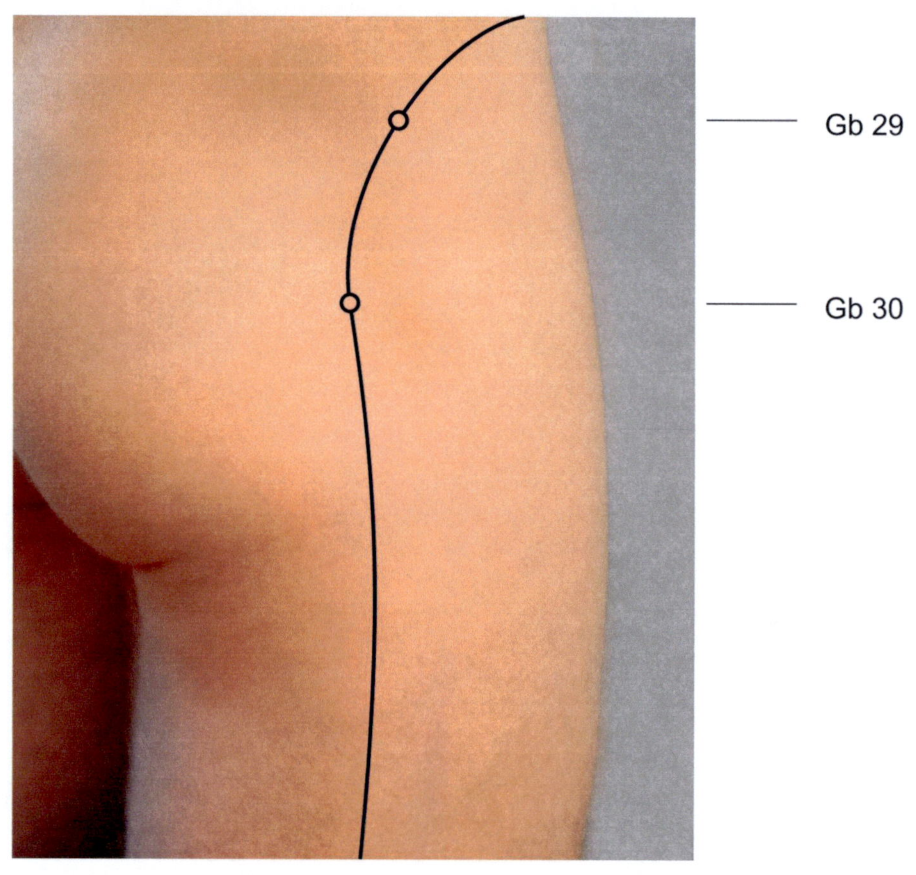

Abb. 3.2.5:
Verlauf des Gallenblasenmeridians über das Gesäß

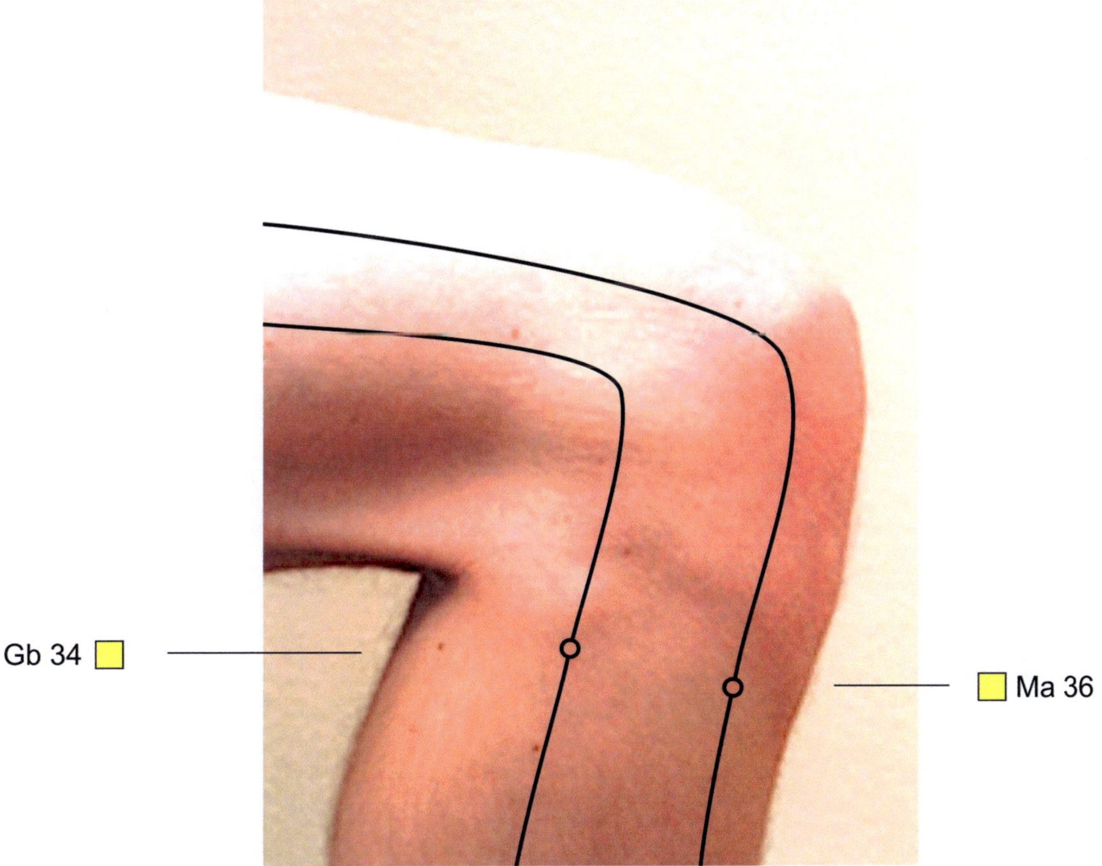

Abb. 3.2.6:
Verlauf des Gallenblasenmeridians über das Knie.
Zum Vergleich ist der Magenmeridian eingezeichnet.

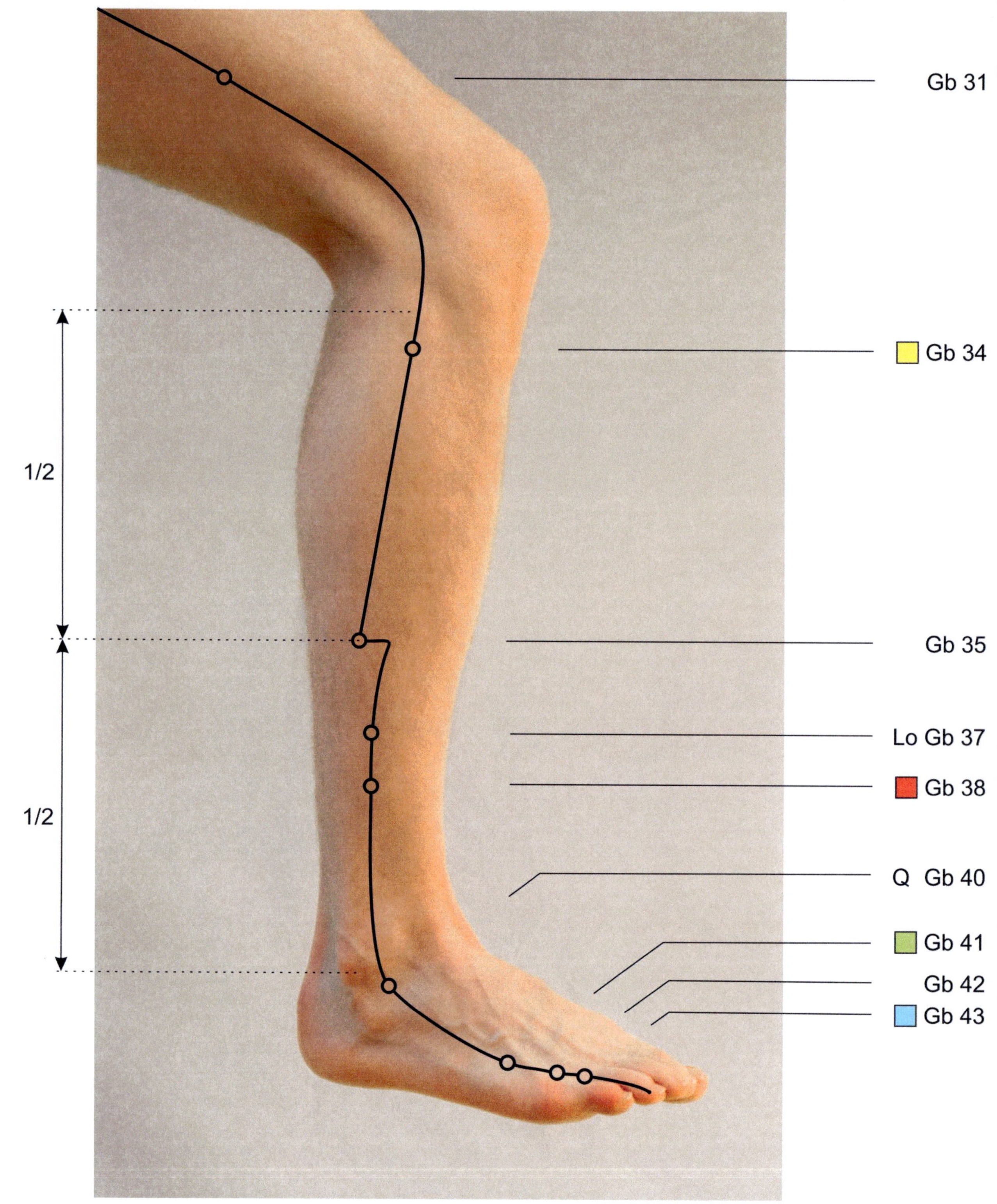

Abb. 3.2.7:
Verlauf des Gallenblasenmeridians vom Oberschenkel bis zum Fuß

Tabelle 3.4: Wichtige Punkte auf dem Lebermeridian				
Bezeichnung des Punktes	**Hilfreich bei:**	**Lage des Punktes**	**Zu welchem Element gehörend?**	**Verwandtschafts-Beziehungen, Bemerkungen:**
Le 1	Bester Punkt zum Stärken der Leber. **Nicht bei Schwangeren drücken.**	Auf dem Endglied des großen Zehs, 2 mm vom Kleinzeh-seitigen Nagelfalzwinkel entfernt	Holzelement	**Home point:** Das ist der Punkt, der in „seinem" Meridian zu Hause ist, d.h. der Elementepunkt, der zu demselben Element gehört wie der gesamte Meridian, auf dem er liegt. Jeder home point **stärkt** „sein" Element.
Le 2	Gestaute Leber einschließlich emotionalem Stau. Hepatitis. Wenn jemand ins Ausland fliegt und sich nicht gegen Hepatitis impfen lassen konnte: Le 1 drücken, weil stärkend, dann Le 2	Auf dem Grundglied des Großzehs, am Übergang vom Schaft zum Gelenksende, auf der zum zweiten Zeh weisenden Seite	Feuerelement. Erklärung des Einsatzes bei Hepatitis: Bei dieser Krankheit, einem entzündlichen Geschehen, als Feuer zu verstehen, wird der Punkt unterstützend nach dem Ähnlichkeits-Prinzip »Feuer löscht Feuer« eingesetzt.	**Tochterpunkt:** Das ist der Punkt, der zu seinem Meridian ein Tochter-Verhältnis hat. Der Punkt Le 2 gehört zum Feuerelement. Dieses folgt im Elementekreis auf das Holzelement, wie die Tochter auf die Mutter folgt. Jeder Tochterpunkt **entlastet / entstaut** das vorhergehende Element, wie die Tochter ihre Mutter entlastet, wenn diese überfordert und angespannt ist. Nur begründet (s. links) anwenden.
Le 3 **Q**	Stärkt die Leber	In der Rinne zwischen erstem und zweitem Mittelfußknochen, mehr zum zweiten Mittelfußknochen gewandt, 1 Daumenbreite von den Zehen-Grundgelenken entfernt	Erdelement	**Quellpunkt:** Das ist der Punkt, der am Anfang eines Verbindungsweges zwischen zwei Yin-Yang-Partner-Meridianen sitzt. Er öffnet diesen Verbindungsweg, so dass sich die Energie zwischen den beiden Meridianen ausgleicht. So **stärkt** er das angesprochene Element, hier das Holzelement, in seiner Gesamtheit. Le 3 ist zugleich ein **Elementepunkt**, daher von besonderer Qualität; ohne Verwandtschafts-Beziehung

Tabelle 3.4: Wichtige Punkte auf dem Lebermeridian				
Bezeichnung des Punktes	**Hilfreich bei:**	**Lage des Punktes**	**Zu welchem Element gehörend?**	**Verwandtschafts-Beziehungen, Bemerkungen:**
Le 8	Kniebeschwerden	Im Kniegelenksspalt. Tasten Sie die Strecke vom Übergang Knie-Rückseite/ Knie-Innenseite zum Kniescheiben-Innenrand ab. Sie erreichen den Punkt Le 8 nach 1/3 dieser Strecke (nach van der Molen).	Wasserelement. Dem Wasserelement zugehörige Punkte haben die Eigenschaft des Wassers zu kühlen. **Achtung: Nicht bei Leber-Krebs drücken.** Denn Leber-Krebs ist wie jedes Krebsgeschehen eine „Kälte"-Krankheit und müsste erhitzend behandelt werden.	**Mutterpunkt:** Das ist der Punkt, der zu seinem Meridian ein mütterliches Verhältnis hat. Le 8 gehört zum Wasserelement. Dies liegt im Elementekreis vor dem Holzelement, wie die Mutter vor dem Kind schon auf der Welt ist. Jeder Mutterpunkt **unterstützt** das jeweils nachfolgende Element, wie die Mutter ihr Kind unterstützt.
Le 14	Verdauungsbeschwerden, Darmgase	Am unteren Rand des Brustkorbs auf der Brustwarzenlinie (nach van der Molen)		Symptomatischer Punkt

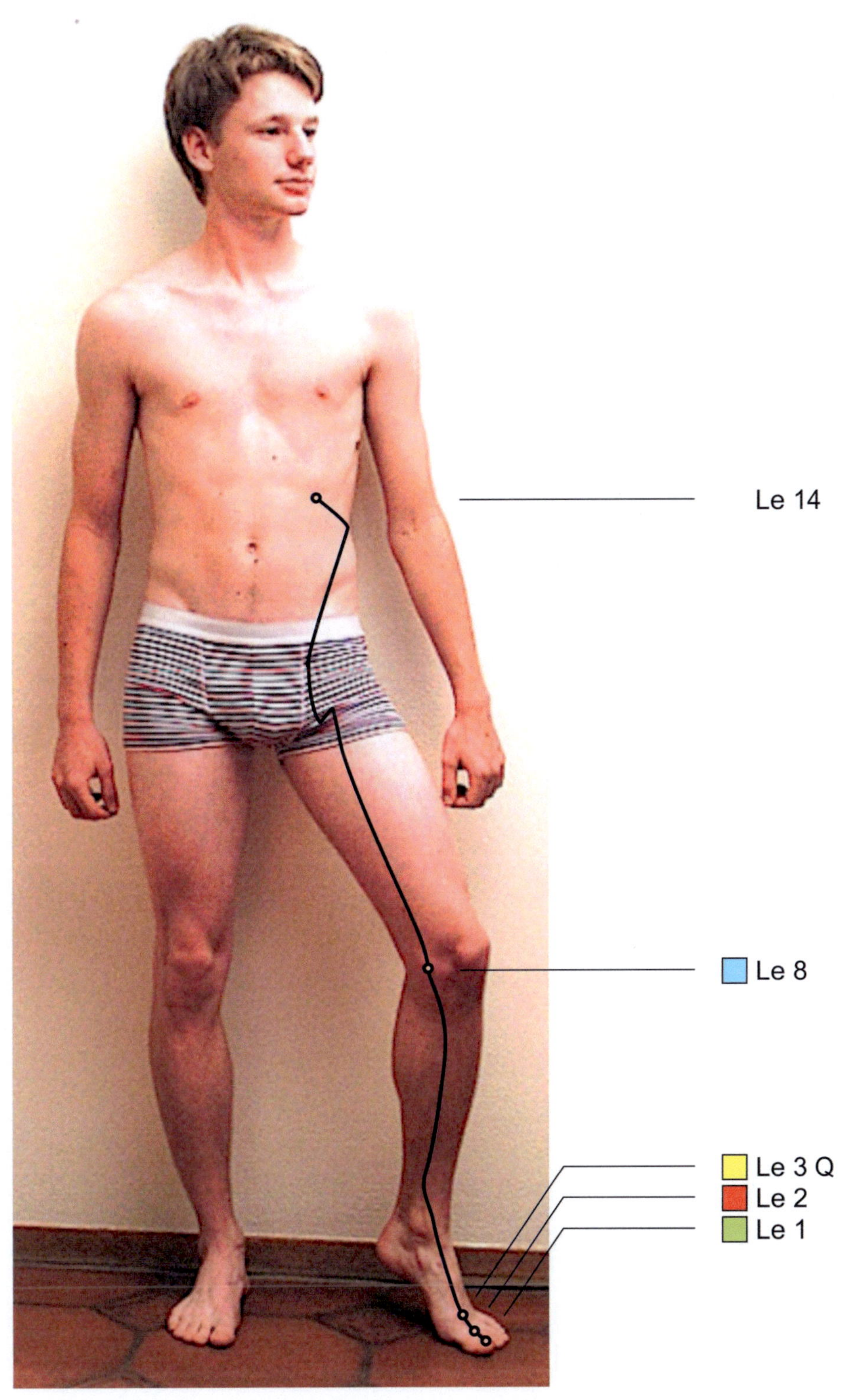

Abb. 3.2.8:
Gesamtverlauf des Lebermeridians

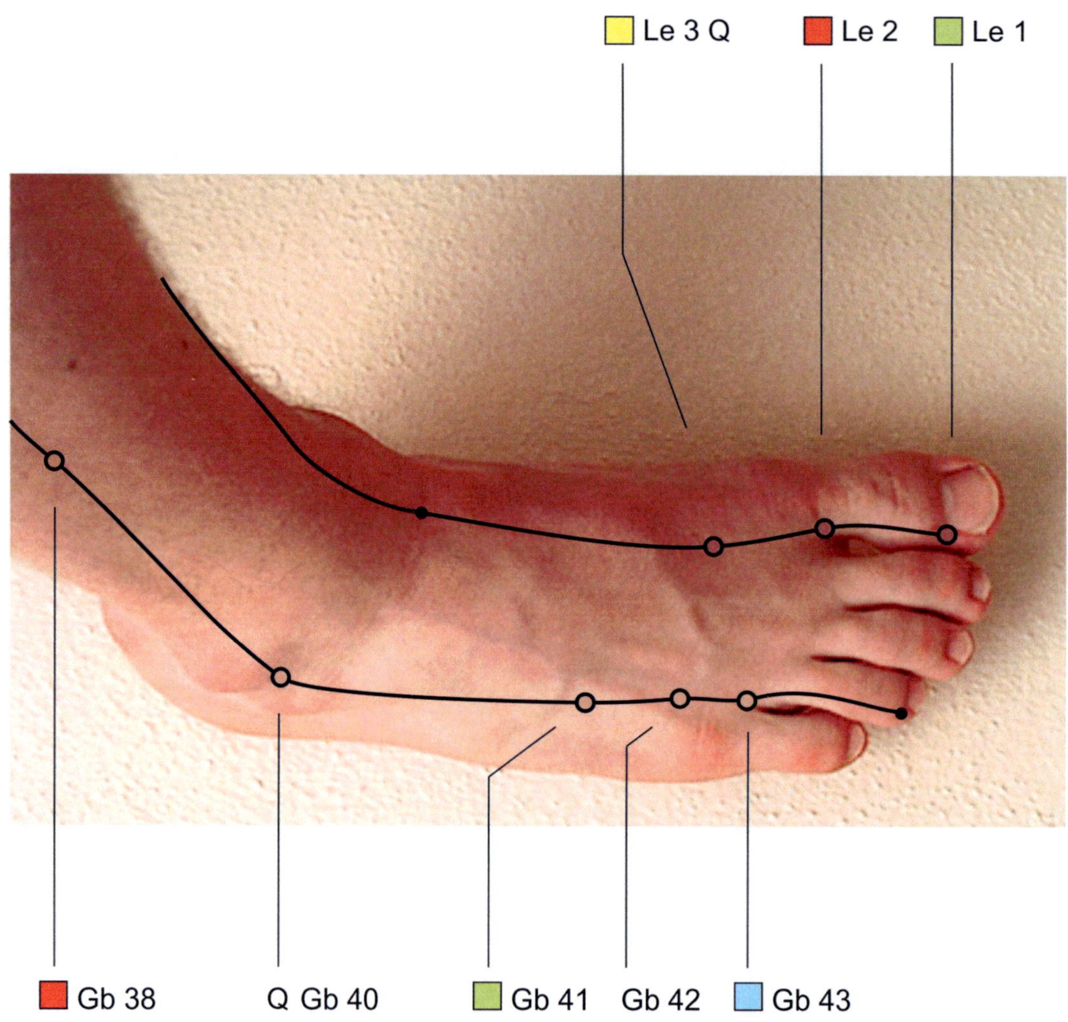

Abb. 3.2.9: Verlauf des Lebermeridians über den Fußrücken.
Zum Vergleich ist der Gallenblasenmeridian mit eingezeichnet.

Zwei Punkte des Gallenblasenmeridians, die sehr gern gewählt werden, liegen im Schulter-Nacken-Bereich. Damit Sie mit der Lage dieser beiden Punkte vertraut werden, werden sie aus unterschiedlichen Perspektiven gezeigt. Sie finden den Punkt **Gb 20**, am oberen Nacken gelegen, zusätzlich in der Abbildung 3.1.4, die Kopf und Nacken von hinten zeigt, und den Punkt **Gb 21**, mitten auf der Schulter gelegen, zusätzlich in der Abbildung 3.3.10, die die Schulter von oben zeigt.

Die für uns wichtigen Punkte des Lebermeridians **Le 1**, **2**, **3**, **8**, allesamt unterhalb des Knies gelegen, finden Sie zusätzlich in Abbildung 3.4.3 – Bein von vorn. Der Punkt **Le 8**, auf der Knie-Innenseite gelegen, ist noch einmal in Abbildung 3.1.9 – Bein-Innenseite – gezeigt.

Sie wollen mehr wissen?

Auf den nächsten Seiten erhalten Sie Antworten auf die folgenden Fragen:

- Welches ist das psychische Thema des Holzelementes? Welche Rolle spielt die Leber dabei? Sind wir, wenn wir umgangssprachlich sagen »Frei von der Leber weg« oder »Ihm ist eine Laus über die Leber gelaufen«, schon beim psychischen Thema des Holzelementes angelangt?
- Einige Punkte des Gallenblasenmeridians sind hilfreich zur besseren Fettverdauung und zum Entsäuern. Wie ist das zu erklären? Wieso kann Akupressur dieser Punkte beim Abnehmen helfen?
- Bei manchen Punkten des Holzelements ist es nützlich zu wissen, wie man sie auf günstige Weise erreicht: in welcher Körperhaltung, mit welcher Druckstärke, und in welcher Druckrichtung. Welches sind diese Punkte, und wie erreichen wir sie am besten?

Psychisches Thema

Alle unsere Eindrücke werden in der Leber gespeichert

Das psychische Thema des Holzelementes erschließt sich uns am einfachsten, wenn wir der Vorstellung der alten Chinesen folgen, dass die Leber nicht nur Blut speichert, sondern auch die Eindrücke, die uns bewegen. Nach dieser Vorstellung wird alles, was wir im Laufe unseres Lebens erleben, in der Leber abgespeichert. Einschließlich der Erlebnisse, die wir haben, wenn wir nicht bei Bewusstsein sind. So kann z.B. jemand als Patient zur Vorbereitung für eine Operation in Narkose versetzt werden. Auch wenn er jetzt nicht mehr bei Bewusstsein ist, kann es vorkommen, dass er sich später an Eindrücke während der OP erinnert – erklärbar damit, dass diese Eindrücke in der Leber gespeichert werden.

Aus dieser Sicht ist es wichtig, dass wir versuchen, das, was wir erleben, zu begreifen, und mit den Menschen, mit denen wir Kontakt haben, gute Beziehungen anzustreben. So muss die Leber nicht so viel Unverdautes abspeichern. Ist sie weitgehend frei von Ballast, dann kann sie mit den Eindrücken, die sie geordnet im Speicher abgelegt hat, spielen – kreativ sein, Neues erfinden, neue Wege gehen.

Unsere Kreativität liegt in der Leber

Glücklich ist, wer seine Kreativität zur Entfaltung bringen kann. Da haben wir Anfangsenergie und Schwung. Wir packen tatkräftig zu. Wir sind in der Lage, unsere Vorhaben gut zu planen. Und zu entscheiden, welchen Weg wir gehen. Das Planen wird der Leber zugeschrieben, die Entscheidungskraft der Gallenblase. Wer klare Entscheidungen fällen kann, ist jemand mit »starker Galle«.

Umgekehrt leidet die Leber, wenn sie in ihrer Kreativität gebremst wird, sei es von außen oder mangels innerer Ordnung. Sie fühlt sich gedeckelt. Das ärgert sie. Wut steigt auf. Die Leber versucht, sich Raum zu verschaffen. Die einen platzen vor Wut, die anderen fressen ihren Ärger in sich hinein. Störungen im Holzelement zeigen sich auch darin, dass man schreit, schlägt, laut ist oder mit zu lauter Stimme spricht. Solche Störungen haben zur Folge, dass wir keine klaren Entscheidungen treffen können.

Unsere Umgangssprache bietet eine Vielzahl von Bildern, die den Zusammenhang zwischen Ärger und Wut auf der einen Seite und der

Leber und der Gallenblase auf der anderen Seite erkennen lassen. Hier einige Beispiele: »Mir läuft die Galle über.« »Ich bin grün vor Zorn.« »Was ist das für ein Grantlhuber, was ist dem denn über die Leber gelaufen?«

Am Ärger anhaften oder kreativ sein

Kreativ zu sein, verlangt von uns, nach vorn zu schauen. Es kann uns leicht fallen, nach vorn zu schauen, wenn wir uns getragen fühlen von unseren Nächsten, wie beim Thema Wasserelement beschrieben. Wir haben die Wahl, ob wir nach vorn schauen und anpacken oder aber zurückblicken und sauer sind auf das, was in unserem Leben aus unserer Sicht schief gelaufen ist. Wir könnten uns z.B. in den Gedanken verbeißen, dass unsere Eltern uns nicht genug mit auf den Weg gegeben haben. Leicht kann es passieren, dass wir an unserem Ärger anhaften und andere beschuldigen, anstatt eigene Fehler einzuräumen, zu bereuen und uns selbst und anderen zu verzeihen. Die Folge kann sein, dass wir aggressiv werden oder aber in eine Depression fallen und resignieren.

Gelassenheit

Wir können sicherlich nicht immer unsere Ideen in die Tat umsetzen. Welche Möglichkeiten haben wir in einer solchen Situation? Vielleicht können wir etwas ändern, damit wir unser Vorhaben doch noch verwirklichen können. Oder wir akzeptieren die gegenwärtige Situation für den Augenblick.

Nehmen wir einmal an, wir sind unzufrieden mit unserer Lebenssituation, uns fehlt der Mut oder die Kraft, die gegenwärtige Situation zu verändern, und es fehlt uns die Gelassenheit, die Situation, so wie sie ist, zu akzeptieren. Dann wird es kritisch. Die Gefahr besteht, dass unser Groll uns selbst schadet, indem er unsere Kreativität lähmt.

Der heilige Franz von Assisi bietet uns eine Lösung dieses Konflikts in seinem Gebet an:

»Gott, gib mir die Gelassenheit, Dinge hinzunehmen, die ich nicht ändern kann, den Mut, Dinge zu ändern, die ich ändern kann, und die Weisheit, das eine vom anderen zu unterscheiden.«

Aus der Gelassenheit heraus kreativ zu sein – frei von der Leber weg – statt am Ärger anzuhaften, das ist das psychische Thema des Holzelementes.

Kommentare zu einzelnen Akupunkten des Holzelementes

Gb 1 (an der Schläfe)

Der Punkt liegt an der seitlichen Knochenwulst der Augenhöhle, gebildet vom Joch- und vom Schläfenbein, und zwar am Hinterrand, da, wo man hintippt, um jemandem einen Vogel zu zeigen.

Gb 14 (auf der Stirn)

Dieser Punkt hilft oft am besten, wenn man ihn nur ganz leicht drückt. Viele Leute halten ihn intuitiv, wenn sie über etwas grübeln. Sie nehmen die Hand zur Stirn und lassen den Daumen auf der einen und den Zeigefinger auf der anderen Seite ruhen. Diese Punkte zu halten, bringt Klarheit in den Kopf.

Bei Gedankenkreisen ist es hilfreich, mit der einen Hand die Stirnpunkte (**Gb 14**) zu halten und zugleich mit der anderen die Nackenpunkte (**Gb 20**).

Gb 20 (am Nacken)

Umfassen Sie mit Ihren Händen Ihren Hinterkopf und lassen Sie Ihre Daumen in den links- und den rechtsseitigen Punkt einsinken. Wenn Sie dabei den Kopf vor- und zurückneigen, gibt Ihre Nackenmuskulatur den Punkt frei.

Gb 29 (in der Hüfte)

Dieser Punkt liegt in der Hüfte auf halber Strecke zwischen Darmbeinstachel und großem Rollhügel. Drücken Sie fest in den Muskel in Richtung Hüftkopf.

Gb 34 (am Unterschenkel)

Schwenken Sie, um diesen unterhalb des Wadenbeinköpfchens gelegenen Punkt zu finden, ihren Fuß nach rechts und links. Dabei tritt eine Sehne, die ihren Ursprung am Wadenbeinköpfchen hat, hervor. Am Vorderrand dieser Sehne liegt der Punkt.

Wenn die umliegende Muskulatur recht angespannt ist, können Sie den Punkt am besten erreichen, wenn Sie an dieser Stelle erst einmal mit der lockeren Faust auf und ab reiben. Später können Sie den Punkt mit beiden Daumen, dicht aneinandergesetzt, drücken, und noch später zu sanfteren Techniken übergehen. Die Behandlung dieses Punktes entspannt die gesamte Muskulatur und führt zu gesundem Muskeltonus.

Gb 40 (am Außenknöchel)

Dieser Punkt liegt in einer Vertiefung vor und unter dem Außenknöchel, von der Knöchelspitze aus betrachtet, auf der Verbindungslinie zum 4. Zeh, dem Verlauf des Gallenblasenmeridians folgend also. Sie finden ihn am besten, wenn Sie den Fuß auf und ab bewegen.

Gb 41, **42** und **43** (auf dem Fußrücken): **hilfreich zur besseren Fettverdauung und zum Entsäuern**

Diese Punkte sind hilfreich zur besseren Fettverdauung und zum Entsäuern.

Sie unterstützen die Leber bei ihrer Aufgabe, genügend Gallenflüssigkeit in der richtigen Zusammensetzung zu bilden. Die Gallenflüssigkeit dient der Fettverdauung und ist durch nichts anderes zu ersetzen.

Die entsäuernde Wirkung dieser drei Punkte liegt darin, dass sie die Stoffwechselleistung der Leber unterstützen, so dass weniger Schlacken – diese sind saurer Natur – zurückbleiben. Stoffwechselschlacken werden, wenn sie nicht über den Stuhl oder den Urin ausgeschieden werden können, im Körper deponiert. Als Deponien dienen die Fettzellen. Die betroffenen Personen nehmen zu und leiden schließlich an Fettleibigkeit. Akupressur der Punkte **Gb 41**, **42** und/oder **43** wirkt dieser Entwicklung entgegen und ist von daher ein kraftvoller Schlankmacher.

Le 3 (auf dem Fußrücken)

Richten Sie den Druck auf diesen Punkt ein wenig zur Ferse hin aus.

3.3 FEUERELEMENT

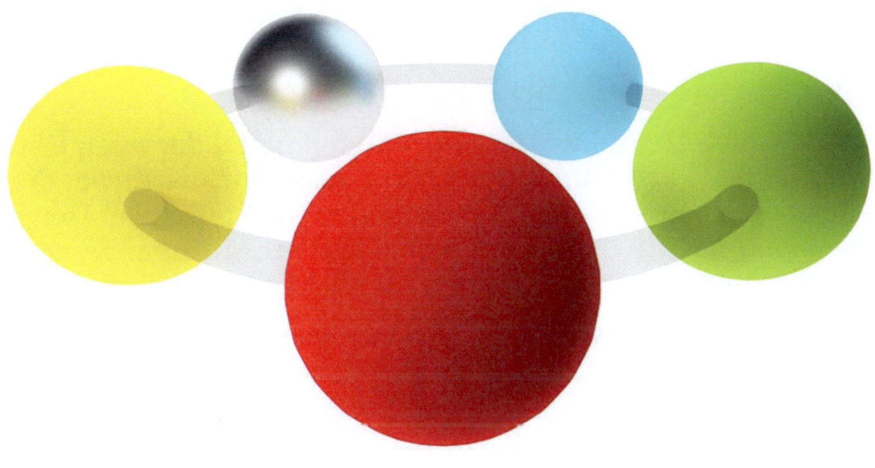

Abb. 3.3.1: Das Feuerelement (rot) im Zyklus der Elemente

Wir haben das Wasser- und das Holzelement beschrieben, nun folgt das Feuerelement (Abb. 3.3.1).

Herz

Wenn Sie schon einmal »Feuer und Flamme« für etwas gewesen sind, hat das Feuer des Feuerelementes bereits in Ihnen gelodert. Es ist die Begeisterung, das Funkeln in den Augen, es sind die Worte, die einem aus dem Mund strömen, dem geflügelten Wort »Wes des Herz voll ist, des geht der Mund über« entsprechend. So ist es völlig einleuchtend, dass das Herz das Organ des Feuerelementes ist.

Dünndarm

Das Herz ist aber nicht das alleinige Organ des Feuerelementes. Es gibt ein Partner-Organ, so wie im Wasserelement die Nieren und die Blase und im Holzelement die Leber und die Gallenblase Yin-Yang-Partner-Organe sind. Das Yang-Partner-Organ des Herzens ist der Dünndarm. Dass Herz und Dünndarm Yin-Yang-Partnerorgane sind, ist nicht unmittelbar einleuchtend. Bei genauerer Betrachtung können wir jedoch Zusammenhänge erkennen.

Das Herz – hier greifen wir auf die Vorstellungen der alten Chinesen zurück – ist der Kaiser unter den Organen. So wie der Kaiser die Politik seines Reiches bestimmt, entscheiden wir mit dem Herzen, in welche Richtung wir im Leben gehen wollen. Mit dem Herzen sondieren wir unter den uns gegebenen Möglichkeiten und wählen aus.

Auch der Dünndarm wählt aus. Er sondiert den ihm dargebotenen Speisebrei und resorbiert die darin enthaltenen wertvollen Substanzen. Die unbrauchbaren lässt er vorüberziehen, so dass sie den Dickdarm passieren und ausgeschieden werden können. Für seine Arbeit des Sondierens und Resorbierens braucht der Dünndarm auch Feuer, das Verdauungs-Feuer.

Die Yin-Yang-Verbindung von Herz und Dünndarm ist Jahrtausende altes Wissens- und Erfahrungsgut der chinesischen Heilkunde, das in der Akupressur genutzt wird. So können Sie der Tabelle der Dünndarm-Punkte (3.6) entnehmen, dass die einzelnen Akupunkte nicht nur bei Dünndarm-Beschwerden wie z.B. Dünndarm-Schwäche und -Entzündung, bei Zöliakie und bei Dünndarm-Krebs hilfreich sind, sondern auch auf die ihnen eigene Art und Weise das Herz stärken können.

Kreislauf-Sexus und Dreifacher Erwärmer

Zum Feuerelement gehört nicht nur das Yin-Yang-Paar Herz/ Dünndarm, sondern – anders als bei den anderen Elementen – auch noch ein zweites Yin-Yang-Paar: »Kreislauf-Sexus« und »Dreifacher Erwärmer«. Diese beiden verfügen über Meridiane und Akupunkte. Es existieren aber keine materiell fassbaren Organe. Man spricht daher von »Funktionen«.

Der Kreislauf-Sexus und der Dreifache Erwärmer unterstützen das Herz. Der Kreislauf-Sexus unterstützt es, indem er bei Kreislaufschwäche hilft und das Blutgefäßsystem kräftigt. So ist der Elementepunkt KS 9 hilfreich, wenn Blutgefäße leicht platzen. Zudem stärkt der Kreislauf-Sexus, wie der Name auch schon sagt, die Sexualorgane. So ist der Punkt KS 8 bei unregelmäßiger Menstruation hilfreich.

Der Yang-Partner des Kreislauf-Sexus ist der Dreifache Erwärmer. Der Name weist darauf hin, dass wir drei Wärme-Bereiche besitzen: die Brust-, die Bauch- und die Unterleibsregion. Die Power-Punkte des Dreifachen Erwärmers zielen auf die wichtigen in diesen Regionen liegenden Hormon-Drüsen: auf die Schilddrüse im oberen, die Bauchspeicheldrüse im mittleren und die Nebennieren im unteren Erwärmer. Die Schilddrüse ist den anderen Drüsen übergeordnet. Ist sie schwach, so ist die Aktivität sämtlicher Hormon-Drüsen gering.

Punkte-Tabellen und Meridian-Bilder

Die heilsamen Punkte im Feuerelement finden Sie in den hier gezeigten Punkte-Tabellen 3.5 - 3.8 und den Meridian-Bildern 3.3.2 - 3.3.10. Daraus können Sie sich jetzt die Akupunkte aussuchen, die Sie ansprechen, und mit der Selbsthilfe-Akupressur beginnen.

Tabelle 3.5: Wichtige Punkte auf dem Herzmeridian				
Bezeichnung des Punktes	**Hilfreich bei:**	**Lage des Punktes**	**Zu welchem Element gehörend?**	**Verwandtschafts-Beziehungen, Bemerkungen:**
He 1 bis He 9	Entlastend bei Herzbeschwerden. Tipp: Die Unterseite des Armes längs des gesamten Herz-Meridians von der Achselhöhle (He 1) bis zum Kleinfinger (He 9) ausstreichen, am linken und am rechten Arm	Diese Punkte liegen auf der Yin-Seite des Arms. Sie markieren den gesamten Verlauf des Herzmeridians von der Achselhöhle bis zum Kleinfinger.		
He 8	Stärkend bei Herzbeschwerden	In der Handinnenfläche, da, wo der Kleinfinger bei engem Faustschluss hinzielt	Feuerelement	**Home point:** Das ist der Punkt, der in „seinem" Meridian zu Hause ist, d.h. der Elementepunkt, der zu demselben Element gehört wie der gesamte Meridian, auf dem er liegt. Jeder home point **stärkt** „sein" Element.
He 9	Stärkend bei Herzbeschwerden	2 mm neben dem zum Ringfinger weisenden Nagelfalzwinkel des Kleinfingers	Holzelement	**Mutterpunkt:** Das ist der Punkt, der zu seinem Meridian ein mütterliches Verhältnis hat. He 9 gehört zum Holzelement. Dies liegt im Elementekreis vor dem Feuerelement, wie die Mutter vor dem Kind schon auf der Welt ist. Jeder Mutterpunkt **unterstützt** das jeweils nachfolgende Element, wie die Mutter ihr Kind unterstützt.

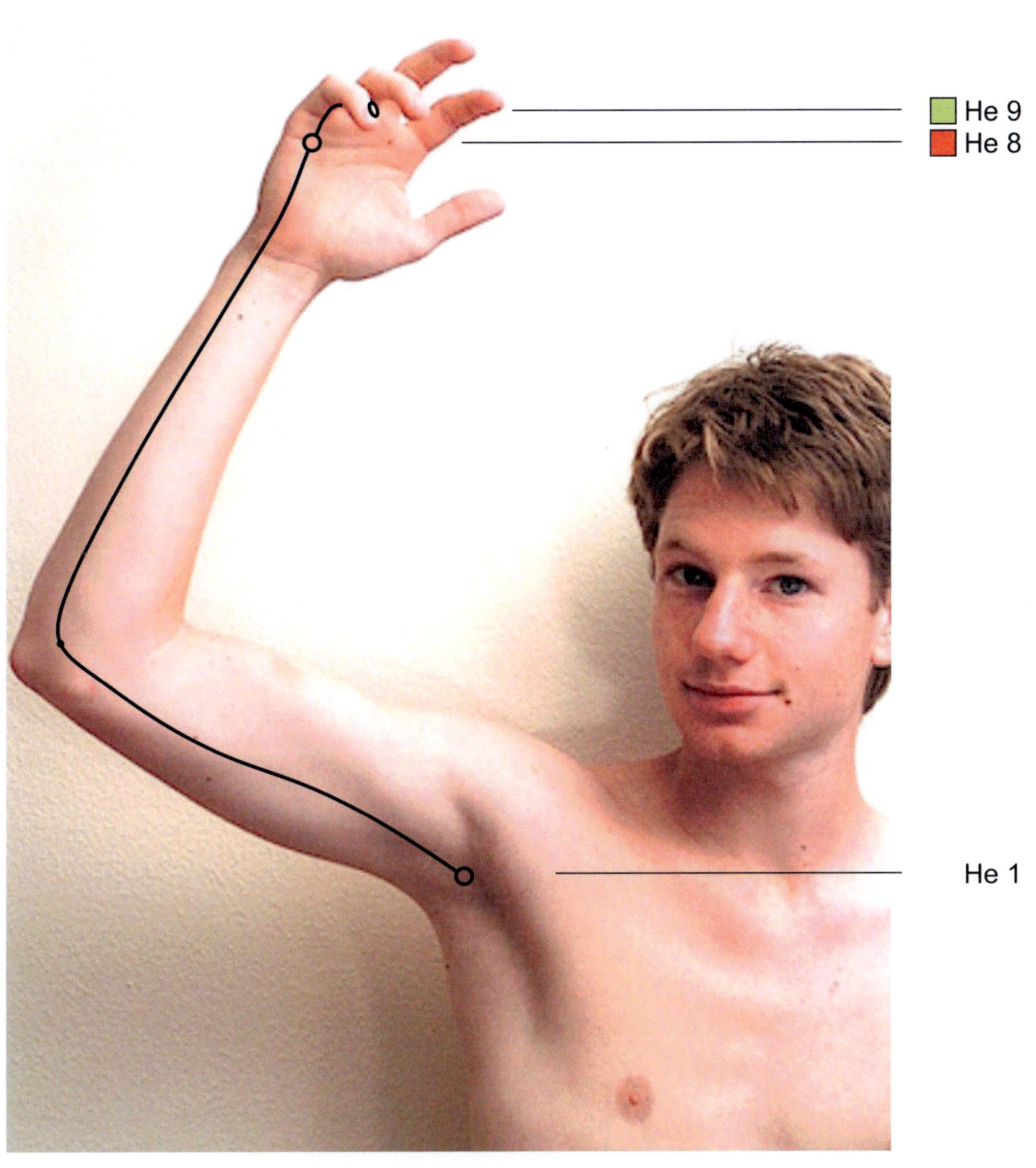

Abb. 3.3.2:
Gesamtverlauf des Herzmeridians

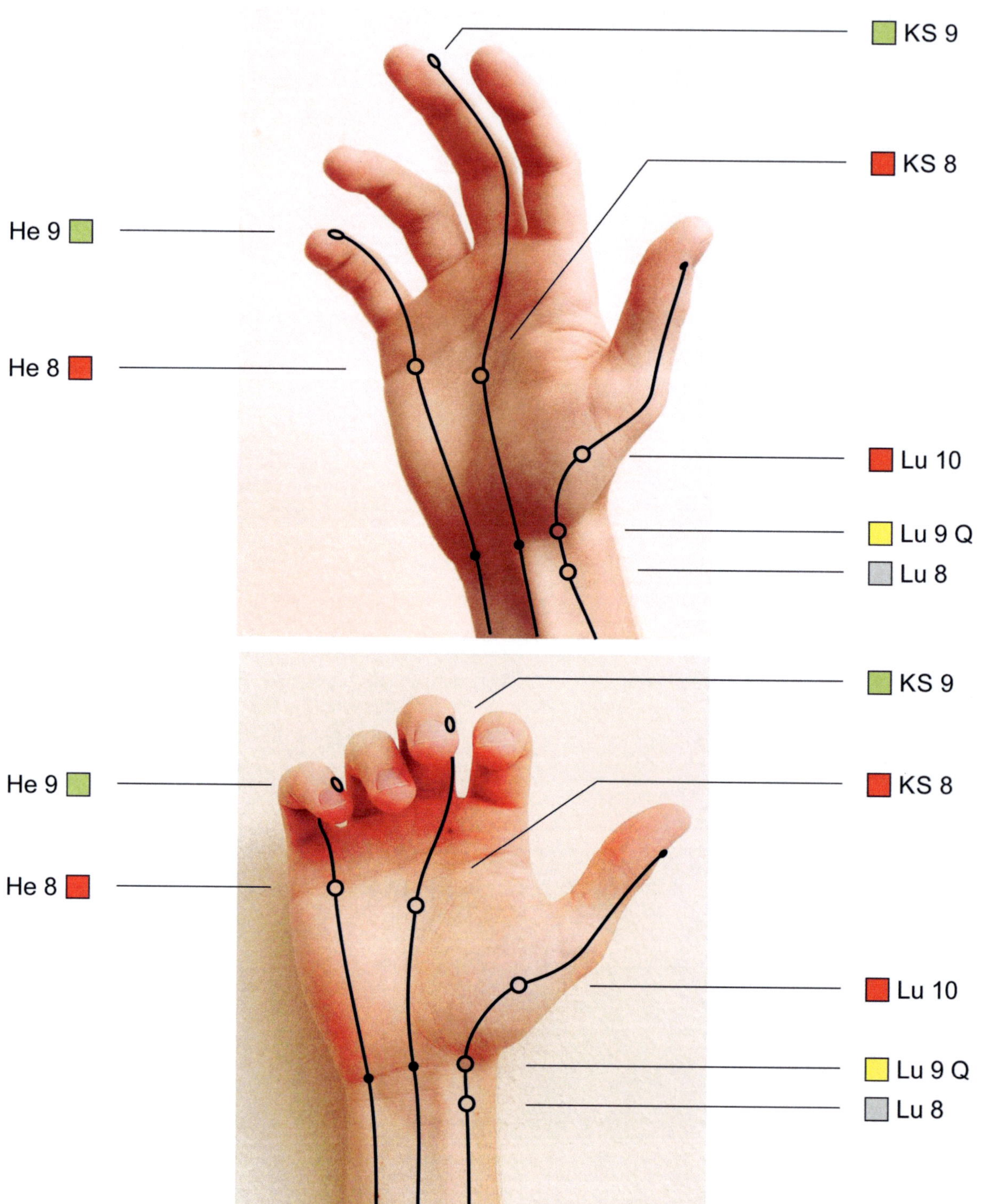

Abb. 3.3.3: (oben): Verlauf des Herzmeridians über die Handfläche bei nahezu gestreckten Fingern und
Abb. 3.3.4: (unten): bei gebeugten Fingern.
Zum Vergleich sind jeweils der Kreislauf-Sexus- und der Lungenmeridian eingezeichnet

Tabelle 3.6: Wichtige Punkte auf dem Dünndarmmeridian				
Bezeichnung des Punktes	**Hilfreich bei:**	**Lage des Punktes**	**Zu welchem Element gehörend?**	**Verwandtschafts-Beziehungen, Bemerkungen:**
Dü 3	Herzbeschwerden. Stärkend bei Zöliakie	An der Handkante. Bei Beugung des Kleinfingers: Am Ende der Beugefalte unterhalb des Kleinfinger-grundgelenkes	Holzelement	**Mutterpunkt:** Das ist der Punkt, der zu seinem Meridian ein mütterliches Verhältnis hat. Dü 3 gehört zum Holzelement. Dies liegt im Elementekreis vor dem Feuerelement, wie die Mutter vor dem Kind schon auf der Welt ist. Jeder Mutterpunkt **unterstützt** das jeweils nachfolgende Element, wie die Mutter ihr Kind unterstützt.
Dü 4 **Q**	Gut zur Unterstützung bei allen Themen des Herzens und des Dünndarms	An der Handkante am Gelenkspalt zwischen Mittelhandknochen und Handwurzel		**Quellpunkt:** Das ist der Punkt, der am Anfang eines Verbindungsweges zwischen zwei Yin-Yang-Partner-Meridianen sitzt. Er öffnet diesen Verbindungsweg, so dass sich die Energie zwischen den beiden Meridianen ausgleicht. So **stärkt** er das angesprochene Yin-Yang-Paar in seiner Gesamtheit.
Dü 5	Unterstützend bei Schwäche oder Entzündung des Dünndarms oder des Herzens. Unterstützend bei Dünndarm-Krebs	Im Handgelenksspalt auf der Kleinfingerseite	Feuerelement. Der Punkt bringt bei Schwäche des Dünndarms oder des Herzens Hitze/ Dynamik dorthin. Er hilft bei entzündetem Dünndarm oder Herzen, als Feuer zu verstehen, nach dem Ähnlichkeits-Prinzip »Feuer löscht Feuer«. Er wirkt durch sein Feuer heilend auf die „Kälte"-Krankheit Dünndarm-Krebs.	**Home point:** Das ist der Punkt, der in „seinem" Meridian zu Hause ist, d.h. der Elementepunkt, der zu demselben Element gehört wie der gesamte Meridian, auf dem er liegt. Jeder home point **stärkt** „sein" Element.

Tabelle 3.6: Wichtige Punkte auf dem Dünndarmmeridian				
Bezeichnung des Punktes	**Hilfreich bei:**	**Lage des Punktes**	**Zu welchem Element gehörend?**	**Verwandtschafts-Beziehungen, Bemerkungen:**
Dü 7 **Lo**	Gut zur Unterstützung bei allen Themen des Herzens und des Dünndarms. Erschöpfung, Ermüdung. Schwaches Nervenkostüm, geringe Belastbarkeit, Reizbarkeit, Unfähigkeit, sich zu entspannen, Konzentrations-Störungen, Melancholie. Neuralgien. Impotenz, Frigidität. Nacken-, Schulter-, Armschmerzen. Unterstützend bei Tinnitus	Der Punkt liegt auf der Yang-Seite des Unterarms am Rand der Elle, 5 Daumenbreiten vom Handgelenk entfernt. Er ist durch eine kleine Delle am Knochenrand tastbar.		**Lo-Punkt:** Das ist der Punkt, der am Ende eines Verbindungsweges zwischen zwei Yin-Yang-Partner-Meridianen sitzt. Er öffnet diesen Verbindungsweg, so dass sich die Energie zwischen den beiden Meridianen ausgleicht. So **stärkt** er das angesprochene Yin-Yang-Paar in seiner Gesamtheit.
Dü 10	Angespannte Schulter, steifer Nacken. Bluthochdruck	Auf dem Rücken, am Unterrand der Schulterblattgräte nahe dem Schultergelenk		Symptomatischer Punkt

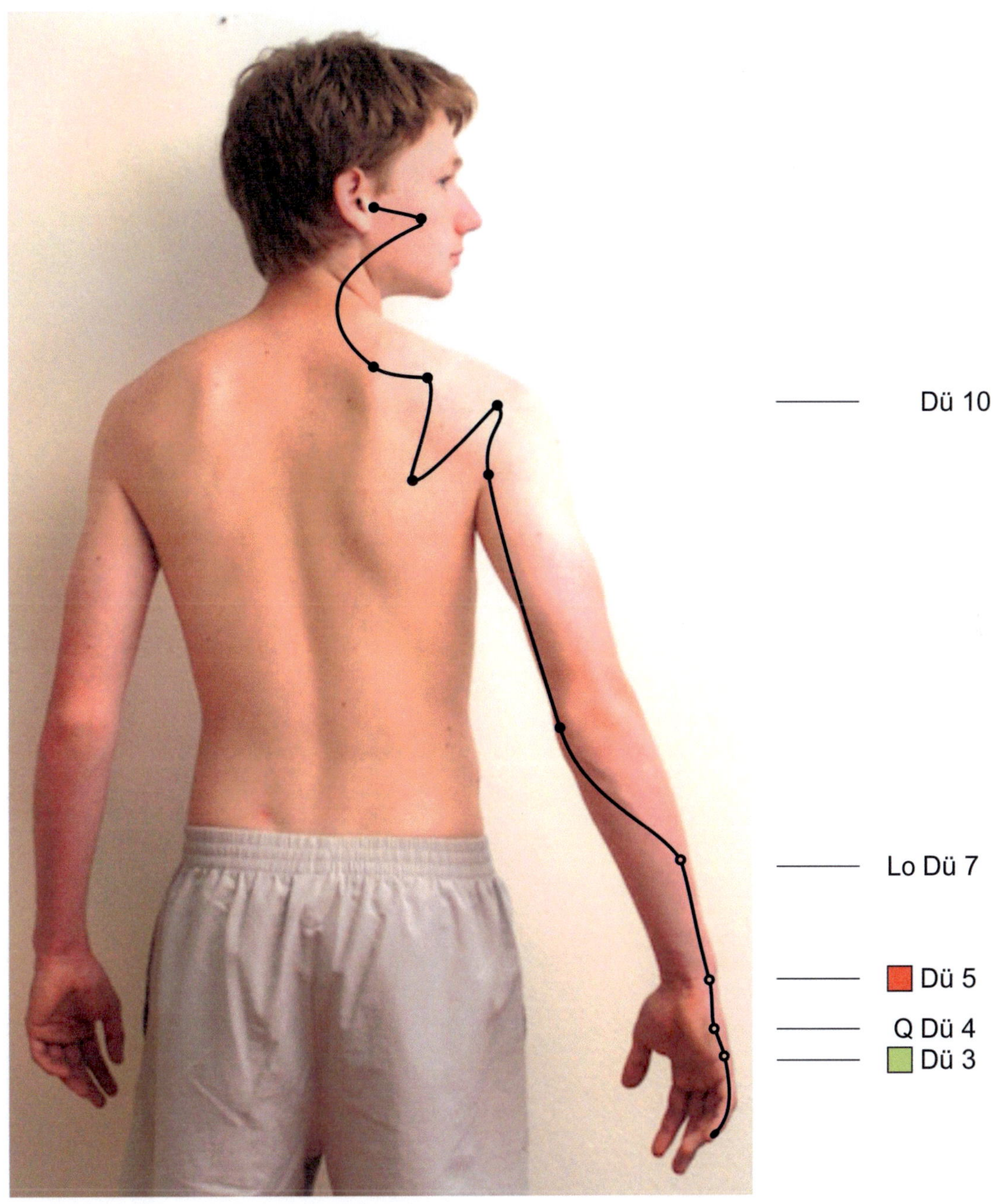

Abb. 3.3.5:
Gesamtverlauf des Dünndarmmeridians

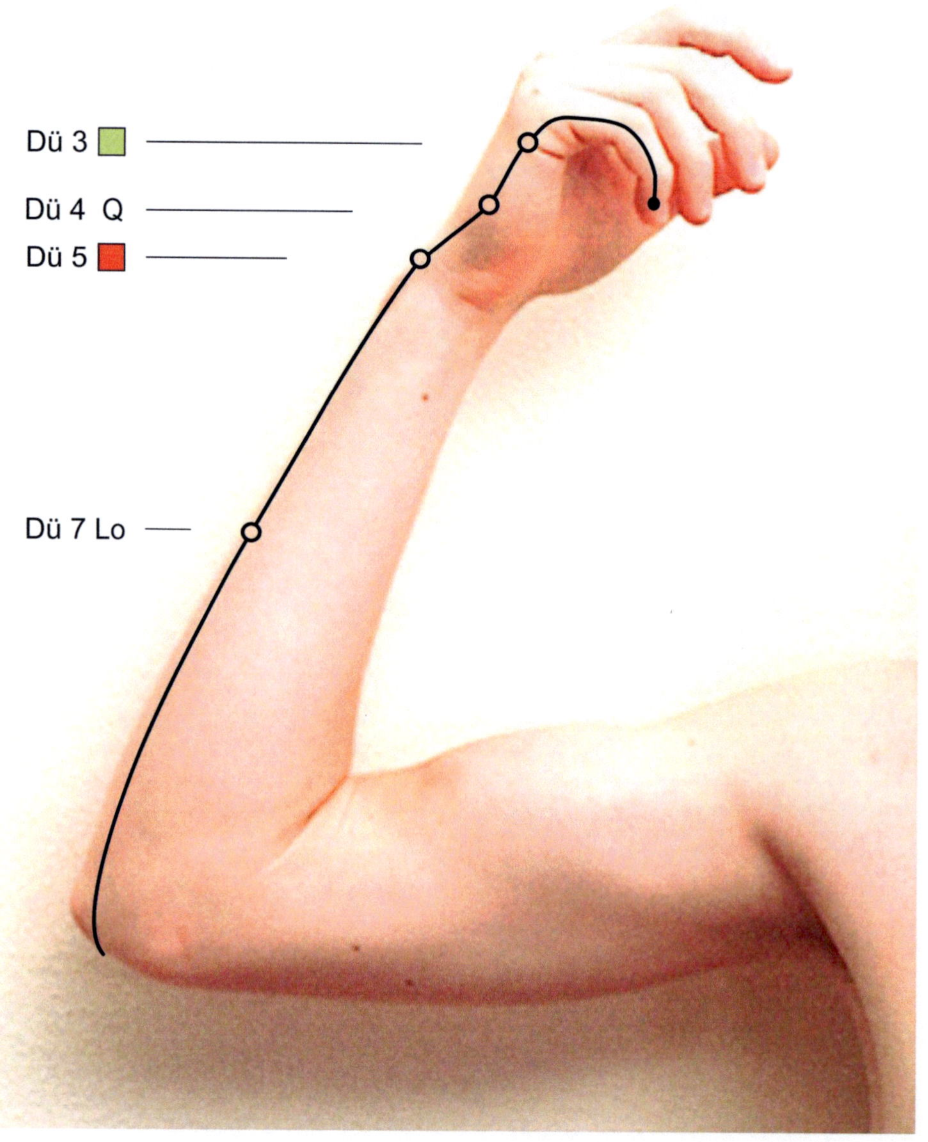

Abb. 3.3.6:
Verlauf des Dünndarmmeridians vom Kleinfinger bis zum Ellbogen

Tabelle 3.7: Wichtige Punkte auf dem Kreislauf-Sexus-Meridian				
Bezeichnung des Punktes	**Hilfreich bei:**	**Lage des Punktes**	**Zu welchem Element gehörend?**	**Verwandtschafts-Beziehungen, Bemerkungen:**
KS 8	Wie bei KS 9. Außerdem hilfreich bei: Prostata-Vergrößerung, Schmerzen und Unregelmäßigkeit der Menstruation, und unterstützend bei Karzinom der Geschlechtsorgane. **Nicht bei Schwangeren ab 3. Monat drücken.**	Auf der Handinnenfläche zwischen dem 3. und 4. Mittelhandknochen. Bei eng geschlossener Faust finden wir den Punkt zwischen den Spitzen von Ring- und Mittelfinger	Feuerelement. Der Punkt bringt bei Prostata-Vergrößerung sowie bei Schmerzen und Unregelmäßigkeit der Menstruation Hitze/Dynamik ins betroffene Areal. Er ist aus demselben Grund empfehlenswert bei der „Kälte"-Krankheit Karzinom der Geschlechtsorgane	**Home point:** Das ist der Punkt, der in „seinem" Meridian zu Hause ist, d.h. der Elementepunkt, der zu demselben Element gehört wie der gesamte Meridian, auf dem er liegt. Jeder home point **stärkt** „sein" Element.
KS 9	Kreislaufschwäche. Wenn Gefäße leicht platzen (schnell blaue Flecken). Stärkt die Geschlechtsorgane	Auf dem Mittelfinger, 2 mm vom daumenseitigen Nagelfalzwinkel entfernt (nach van der Molen)	Holzelement	**Mutterpunkt:** Das ist der Punkt, der zu seinem Meridian ein mütterliches Verhältnis hat. KS 9 gehört zum Holzelement. Dies liegt im Elementekreis vor dem Feuerelement, wie die Mutter vor dem Kind schon auf der Welt ist. Jeder Mutterpunkt **unterstützt** das jeweils nachfolgende Element, wie die Mutter ihr Kind unterstützt.

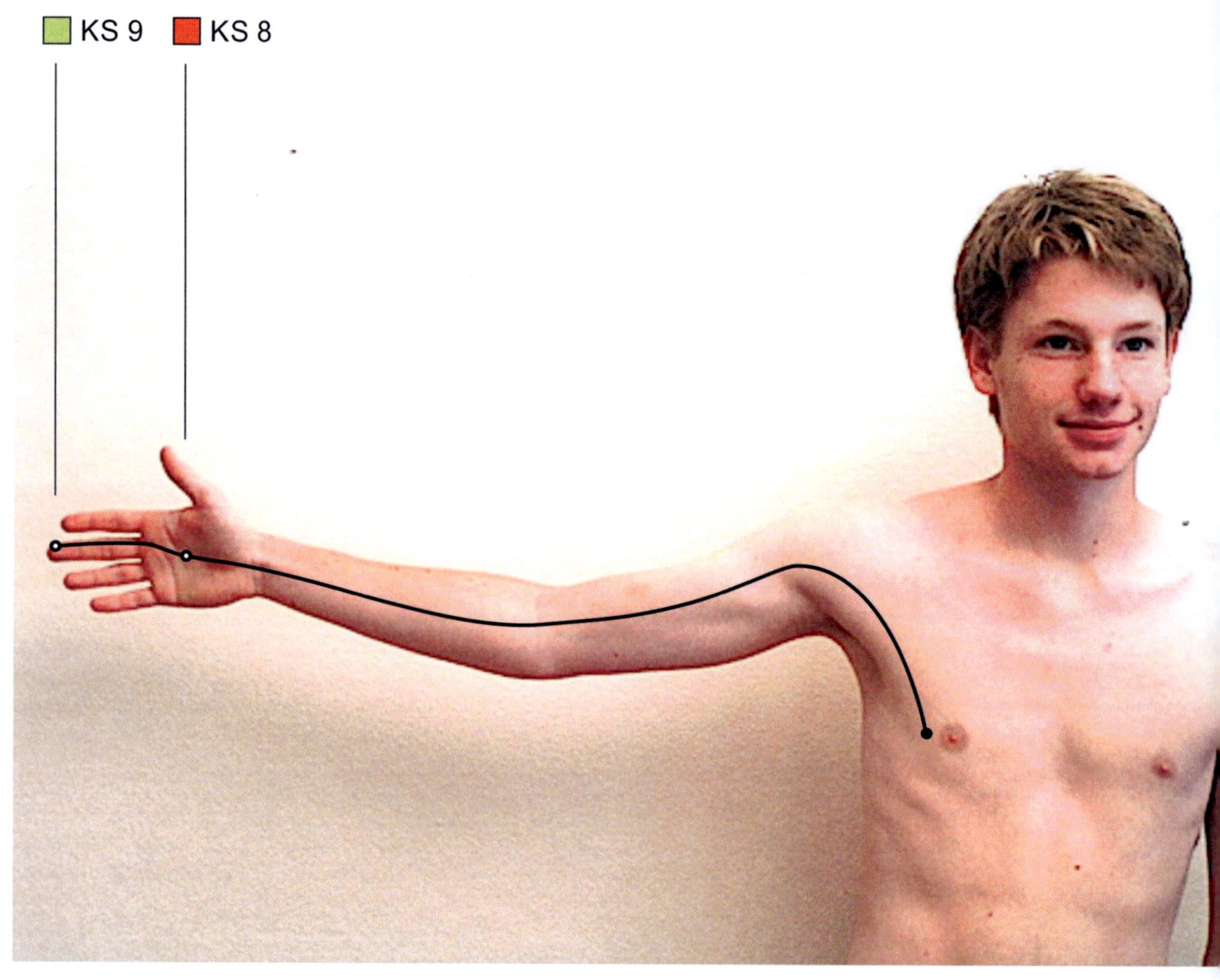

Abb. 3.3.7:
Gesamtverlauf des Kreislauf-Sexus-Meridians

Tabelle 3.8: Wichtige Punkte auf dem Dreifacher-Erwärmer-Meridian				
Bezeichnung des Punktes	**Hilfreich bei:**	**Lage des Punktes**	**Zu welchem Element gehörend?**	**Verwandtschafts-Beziehungen, Bemerkungen:**
DE 2	Schilddrüsen-Überfunktion. Diese ist nach chinesischem Verständnis Feuer. Man sollte zusätzlich Ni 7 oder Ni 10 oder Bl 67 (zur Stärkung des Wasserelementes) drücken.	Am Ringfinger-Grundgelenk auf der zum Kleinfinger weisenden Seite	Wasserelement. Dem Wasserelement zugehörige Punkte haben die Eigenschaft des Wassers zu kühlen.	**Großmutterpunkt:** Das ist der Punkt, der zu seinem Meridian ein großmütterliches Verhältnis hat. DE 2 gehört zum Wasserelement. Dies liegt im Elementekreis 2 Positionen vor dem Feuerelement, wie die Großmutter 2 Generationen vor ihrem Enkel lebt. Jeder Großmutterpunkt **greift kontrollierend ein** wie die Großmutter, wenn die Mutter nicht für ihr Kind sorgen kann und es erkrankt. DE 2 bei Schilddrüsen-Überfunktion drücken, sonst nicht.
DE 3	Geschwächte Schilddrüse und damit einhergehende Müdigkeit, besonders zur Aktiv-Zeit des Dreifachen Erwärmers 21-23 Uhr. Unterstützend bei Hashimoto-Thyreoiditis	Auf dem Handrücken zwischen 4. und 5. Mittelhandknochen im Übergangsbereich Schaft - fingernahes Köpfchen	Holzelement	**Mutterpunkt:** Das ist der Punkt, der zu seinem Meridian ein mütterliches Verhältnis hat. DE 3 gehört zum Holzelement. Dies liegt im Elementekreis vor dem Feuerelement, wie die Mutter vor dem Kind schon auf der Welt ist. Jeder Mutterpunkt **unterstützt** das jeweils nachfolgende Element, wie die Mutter ihr Kind unterstützt.

Tabelle 3.8: Wichtige Punkte auf dem Dreifacher-Erwärmer-Meridian				
Bezeichnung des Punktes	**Hilfreich bei:**	**Lage des Punktes**	**Zu welchem Element gehörend?**	**Verwandtschafts-Beziehungen, Bemerkungen:**
DE 4 **Q**	Wie bei DE 3. **Nicht bei Schwangeren ab dem 3. Monat drücken.**	Im Handgelenksspalt ellenseitig der Sehne des Fingerstrecker-Muskels		**Quellpunkt:** Das ist der Punkt, der am Anfang eines Verbindungsweges zwischen zwei Yin-Yang-Partner-Meridianen sitzt. Er öffnet diesen Verbindungsweg, so dass sich die Energie zwischen den beiden Meridianen ausgleicht. So **stärkt** er das angesprochene Yin-Yang-Paar in seiner Gesamtheit.
DE 5 **Lo**	Gut zur Unterstützung bei allen hormonbedingten Themen, insbesondere denjenigen, die die primären und sekundären Geschlechtsorgane betreffen.	Auf der Außenseite des Unterarms, 2 Daumenbreiten vom Handgelenk entfernt, zwischen Elle und Speiche, etwas mehr zur Speiche hin		**Lo-Punkt:** Das ist der Punkt, der am Ende eines Verbindungsweges zwischen zwei Yin-Yang-Partner-Meridianen sitzt. Er öffnet diesen Verbindungsweg, so dass sich die Energie zwischen den beiden Meridianen ausgleicht. So **stärkt** er das angesprochene Yin-Yang-Paar in seiner Gesamtheit.
DE 6	Wie bei DE 3. Außerdem unterstützend bei kaltem Knoten oder Karzinom in der Schilddrüse	Auf der Außenseite des Unterarms, 3 Daumenbreiten vom Handgelenk entfernt, zwischen Elle und Speiche, etwas mehr zur Speiche hin	Feuerelement. Der Punkt bringt der geschwächten Schilddrüse, dem kalten Knoten und der „Kälte"-Krankheit Schilddrüsen-Karzinom unterstützend heilende Hitze. Er hilft unterstützend bei Hashimoto-Thyreoiditis, als Feuer zu verstehen, nach dem Ähnlichkeits-Prinzip »Feuer löscht Feuer«.	**Home point:** Das ist der Punkt, der in „seinem" Meridian zu Hause ist, d.h. der Elementepunkt, der zu demselben Element gehört wie der gesamte Meridian, auf dem er liegt. Jeder home point **stärkt** „sein" Element.

Tabelle 3.8: Wichtige Punkte auf dem Dreifacher-Erwärmer-Meridian				
Bezeichnung des Punktes	**Hilfreich bei:**	**Lage des Punktes**	**Zu welchem Element gehörend?**	**Verwandtschafts-Beziehungen, Bemerkungen:**
DE 14	Schulter- und Armschmerzen	An der Schulter, bei angehobenem Arm in der hinteren der beiden über dem Schultergelenk liegenden Kuhlen		Symptomatischer Punkt
DE 15	Nacken-, Schulter- und Armschmerzen	Auf der Schulter, 1 Daumenbreite hinter Gb 21		Symptomatischer Punkt

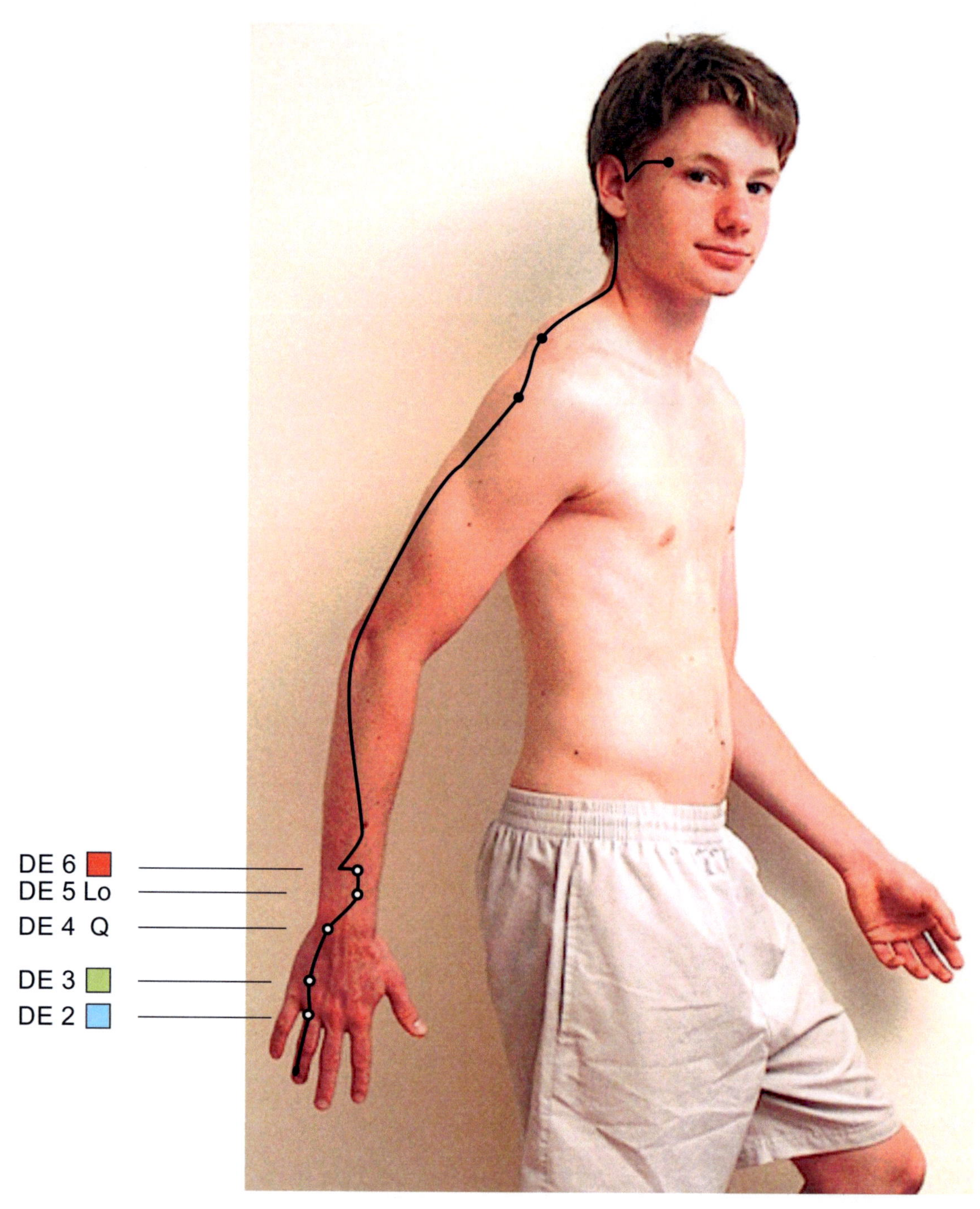

Abb. 3.3.8:
Gesamtverlauf des Dreifacher-Erwärmer-Meridians

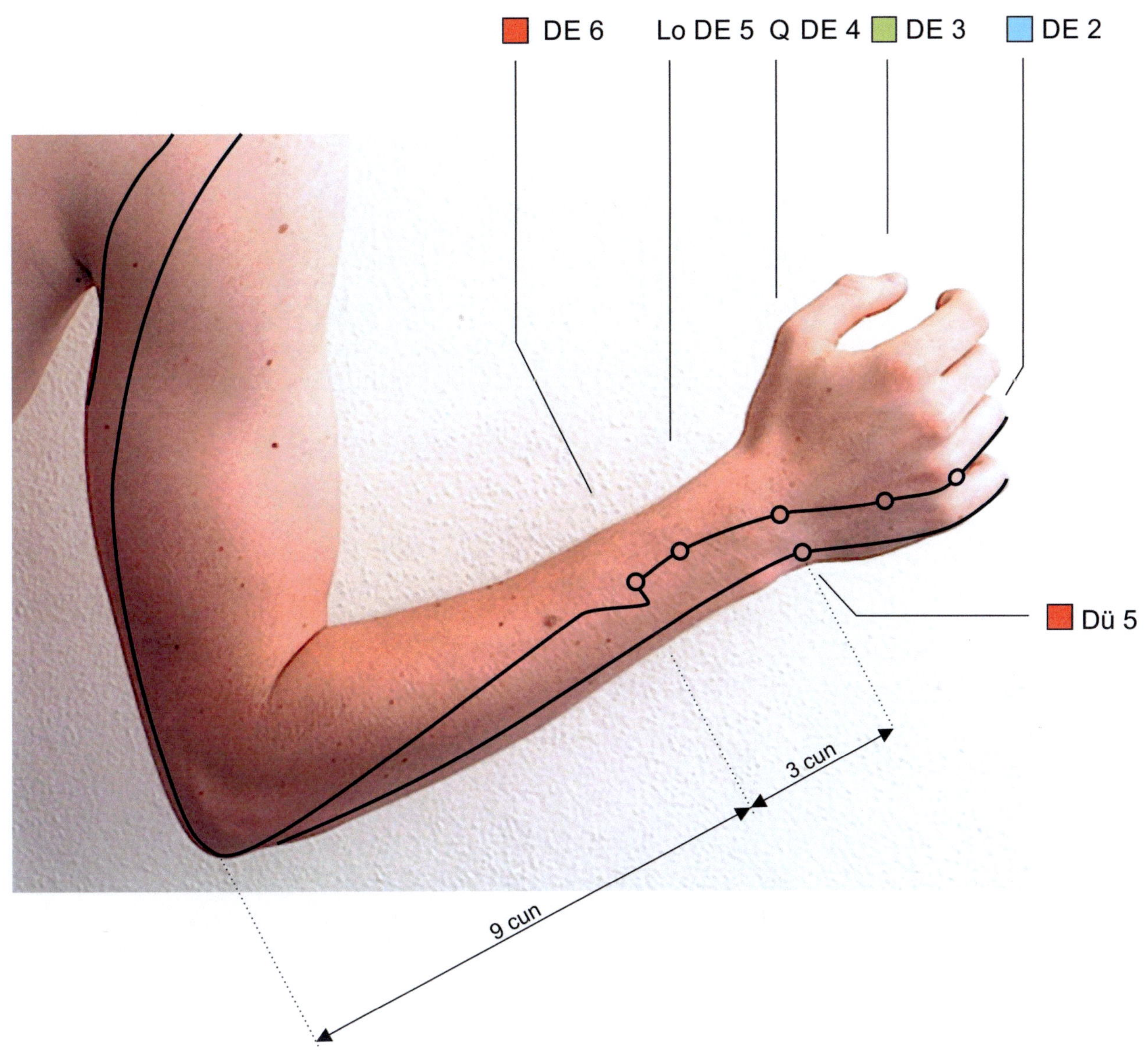

Abb. 3.3.9: Verlauf des Dreifacher-Erwärmer-Meridians
von der Hand bis zur Schulter.
Zum Vergleich ist der Dünndarmmeridian eingezeichnet.

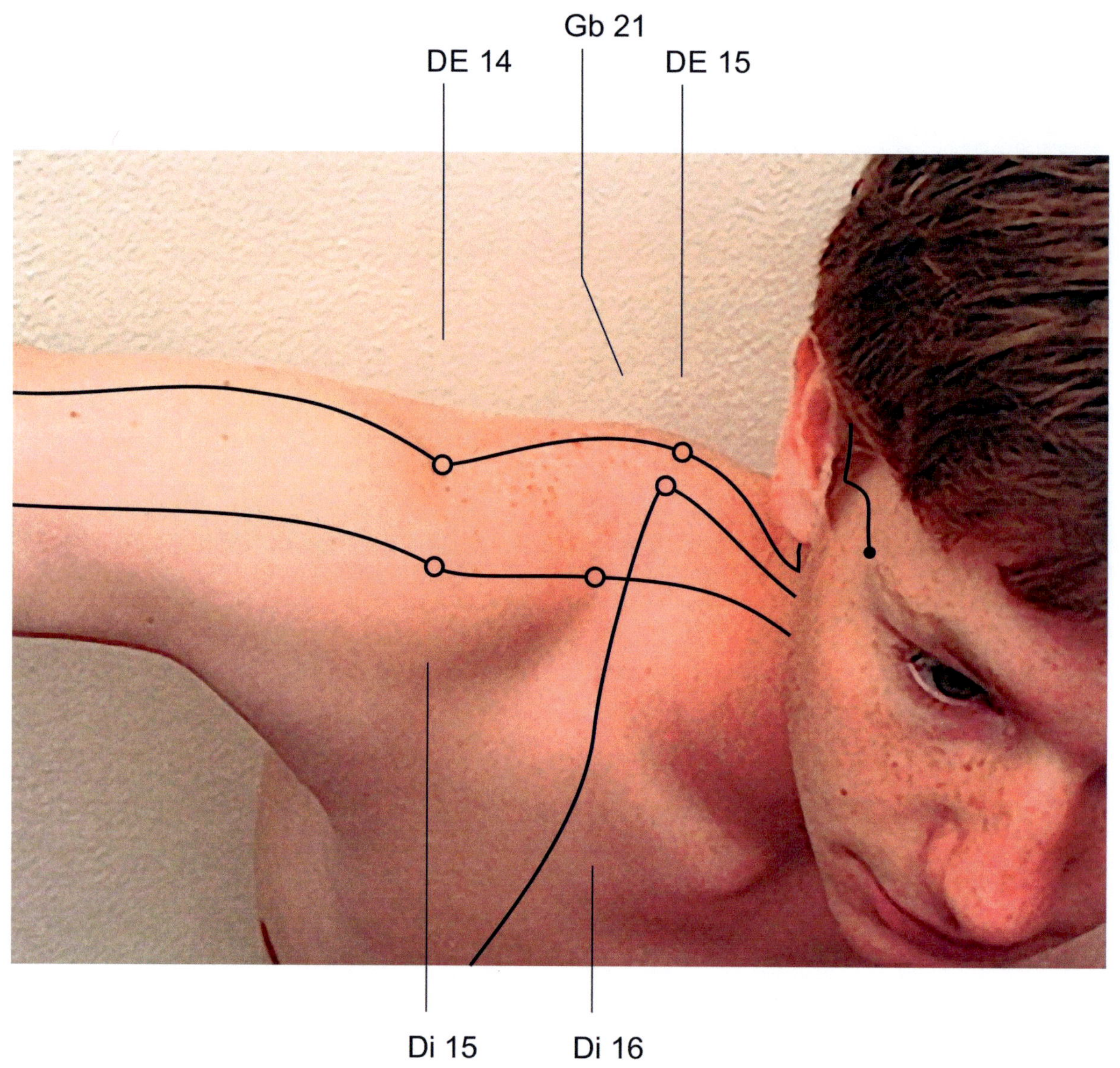

Abb. 3.3.10: Verlauf des Dreifacher-Erwärmer-Meridians über die Schulter. Zum Vergleich sind der Dickdarm- und der Gallenblasenmeridian eingezeichnet.

Sie wollen mehr wissen?

Auf den nächsten Seiten erhalten Sie Antworten auf die folgenden Fragen:

- Welches ist das psychische Thema des Feuerelementes?
- Einige Akupunkte des Feuerelementes sind hilfreich bei hormonellen Imbalancen. Welche sind das? Auf welche Hormondrüsen zielen sie?
- Mit welchen Tricks können wir die Punkte Dü 7 (mitten auf der Strecke zwischen Ellbogen und Handgelenk) und Dü 10 (am Schultergelenk) sicher erreichen?

Psychisches Thema

Verwirklichen, was uns am Herzen liegt

Was macht uns wirklich Freude? Was gibt uns das tiefe Gefühl, glücklich zu sein? Ist es nicht so, dass sich Freude und Glücklichsein dann einstellen, wenn wir etwas verwirklicht haben, was unserem Herzen entsprungen ist – einen Herzenswunsch? Wenn dem so ist, brauchen wir immer wieder von Neuem eine Vision von dem, was wir verwirklichen wollen.

Die visionäre Kraft und die Weisheit, einen guten Weg einzuschlagen, ist eine Angelegenheit des Herzens. Das Herz ist der Chef in der Familie unserer Organe, vergleichbar mit dem Kaiser, während die anderen Organe die Minister sind.

Sich der Verwirklichung verschließen

Wenn wir es versäumen zu verwirklichen, was uns am Herzen liegt, oder wenn wir uns dem verschließen, was unser innerster Wunsch ist, bleiben wir unter dem, was möglich wäre. Wir bleiben uns etwas schuldig, möglicherweise auch anderen Menschen. Statt voller Freude und gelassen zu sein, werden wir freudlos, unruhig und entwickeln Schuldgefühle.

Schuldgefühle – Freude

So sind die Pole des Themas des Feuerelementes auf der einen Seite Freudlosigkeit, Lustlosigkeit und Schuldgefühle und auf der anderen Seite Freude und Glücklichsein. Man braucht Weisheit, um zu sehen, auf welchen der beiden Pole man hinsteuert.

Antoine de Saint-Exupéry: »Man sieht nur mit dem Herzen gut.«

Kommentare zu einzelnen Akupunkten des Feuerelementes

Dü 7 (am Unterarm)

Winken Sie mit der Hand auf und ab. Ertasten Sie mit der anderen Hand den Unterarm und drücken Sie 5 Daumenbreiten vom Handgelenk entfernt am Rand der Elle in die meist harte Yang-seitige Muskulatur. Sie können dazu den Daumen oder den Mittelfinger, unterstützt vom Zeige- und Ringfinger, nehmen.

Dü 10 (am Schultergelenk)

Schwenken Sie einen Arm nach vorn und hinten. Dabei gibt die Muskulatur Raum zwischen dem Dach der Schulter und dem Schultergelenk frei. Drücken Sie mit einem oder mehreren Fingern in diese Vertiefung in Richtung Herz. Sie können sich zur Selbstbehandlung auch auf den Rücken legen, einen Tennisball oder vergleichbar wirksamen Gegenstand unter die Schulterblattgräte legen und langsam in die Halbseitlage rollen, so dass der Ball Richtung Herz wirkt.

DE 2, 3, 4, 5, 6 (an der Hand incl. Handgelenk):

Hilfreich bei hormonellen Imbalancen

Diese Power-Punkte stärken unsere drei Wärmebereiche. Sie zielen auf die wichtigen in diesen Regionen liegenden Hormon-Drüsen.

Auf welche Hormondrüsen zielen diese Power-Punkte?

Sie zielen auf die Schilddrüse im oberen, die Bauchspeicheldrüse im mittleren und die Nebennieren im unteren Erwärmer. Dabei wenden sie sich fast alle an den Chef der Hormon-Drüsen, die Schilddrüse.

Was kann diese Hormondrüsen krank machen?

Betrachten wir zuerst die Schilddrüse. Wenn sie nicht richtig arbeitet, so ist das kein isoliertes Krankheitsgeschehen. Schilddrüsen-Fehlfunktion tritt als die Folge erschöpfter Nierenpower und/ oder einer sich im Stress verzehrenden Leber auf. Das eigentliche Thema ist Verausgabung. Dabei erhöht sich die Schilddrüsen-Aktivität zunächst. Nach einigen Jahren der Überforderung ist die Schilddrüse ausgepowert: Wir sprechen von Schilddrüsen-Unterfunktion. Diese ist oft mit einem Autoimmun-Prozess, genannt Hashimoto-Thyreoiditis, verbunden.

Ebenso kann die Hormon-Produktion der Bauchspeicheldrüse (Pankreas), in erster Linie die des Insulins, überfordert werden. Dauerhafte Überforderung führt dazu, dass die Bauchspeicheldrüse sich verausgabt und dann zu wenig Insulin produziert.

Das trifft auch auf die Hormone der Nebenniere zu, in erster Linie auf diejenigen, die bei Dauerstress freigesetzt werden und zu ständig erhöhtem Blutzuckerspiegel führen. Die Nebennieren werden überfordert und verausgaben sich. Auf die Dauer leidet auch die Nierenkraft darunter.

Dauerbelastung

Den hier genannten krankmachenden Prozessen, sei es im oberen, mittleren oder unteren Erwärmer, liegt jeweils eine Dauerbelastung zugrunde, die zu Überfunktion einer oder mehrerer Hormon-Drüsen bis zur Verausgabung und nachfolgender Unterfunktion führt.

Zu den eigenen inneren Kraftquellen finden

Was kann der Grund dafür sein, dass jemand sich so überfordert? Möglicherweise trägt er das Konzept in sich: »Ich muss viel tun, damit ich akzeptiert werde.« Mit einem übersteigerten Selbstanspruch entsteht die Bereitschaft, zu große Lasten auf sich zu nehmen und zu viel Verantwortung zu übernehmen. Um wieder einen Zugang zu den eigenen inneren Kraftquellen zu finden, ist es nötig, dass der Betroffene seinen Selbstanspruch hinterfragt und sich erlaubt, von Lasten, die ihn überfordern, Abstand zu nehmen, so dass er leichter durchs Leben gehen und seinem Herzenswunsch folgen kann. Er könnte den Satz »Ich bin leicht und beschwingt« auf sich einwirken und sich davon leiten lassen. – Auf diesem Nährboden können die genannten Power-Punkte des Dreifachen Erwärmers ihre heilende Wirkung voll entfalten.

3.4 Erdelement

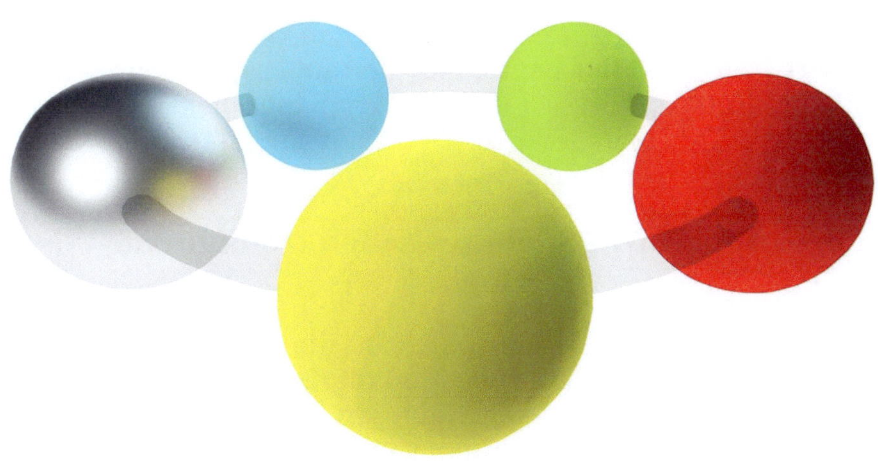

Abb. 3.4.1: Das Erdelement (gelb) im Zyklus der Elemente

Im Elementekreis folgt auf das Feuer- das Erdelement (Abb. 3.4.1). Die zentrale Frage im Erdelement lautet: Wie sind wir mit der Erde verbunden?

Wir sind in jeder Hinsicht ganz und gar mit der Erde verbunden. Unser körpereigener Rhythmus richtet sich nach dem Tag-Nacht-Wechsel der Erde. Wir stammen von der Erde: Wir ernähren uns von dem, was auf der Erde wächst und lebt, und unser Körper besteht aus Substanzen, die wir durch unsere Nahrung aufgenommen und verdaut haben.

Der Magen

Das Organ, das bei der Verdauung an zentraler Stelle steht und dazu noch im Zentrum unseres Körpers liegt, ist der Magen. Er will gefüllt sein. Nach einer guten Mahlzeit sind wir entspannt, satt und zufrieden, und wir gewinnen daraus neue Kraft.

So ist einleuchtend, dass es auf dem zugehörigen Meridian, dem Magenmeridian, Punkte gibt, die, durch Akupressur aktiviert, helfen, wenn wir nicht die nötige Kraft aus der Verdauungsarbeit des Magens und der Milz ziehen können (Tab. 3.9, Abb. 3.4.2 und 3.4.3). Hier liegen mehrere Punkte, die bei unterschiedlichen Magen-Problemen hilfreich sind. Hier liegt ein Punkt, der unsere körperlichen Kräfte mobilisiert (Ma 36). Hier liegt einer, der äußerst entspannend wirkt: »Mund der Entspannung« (Ma 38). Und hier liegt einer, der uns wieder auf die Erde bringt, wenn wir »nicht ganz da« sind (Ma 42).

Die »Milz« im Sinne der chinesischen Heilkunde

Das Yin-Partner-Organ des Magens ist die »Milz«. Was ist unter »Milz« im Sinne der chinesischen Heilkunde, auf die wir uns hier beziehen, zu verstehen? Die alten Chinesen waren damals anatomisch und physiologisch nicht so präzise, wie wir es heute sind. Angesprochen ist mit diesem Begriff sowohl die Bauchspeicheldrüse als auch die Milz, wie wir sie heute verstehen. Inwiefern sind diese beiden Drüsen angesprochen?

- Die Bauchspeicheldrüse ist in ihrer Funktion, die Verdauungsarbeit des Magens weiterzuführen, als sein Partner-Organ, angesprochen. Sie ist in der Funktion angesprochen, die Energie, die aus der vom Magen geleisteten Verdauungsarbeit hervorgeht, im ganzen Körper zu verteilen, so dass uns warm wird und wir warme Hände und Füße haben. Diese Sichtweise erklärt übrigens, warum es für viele Menschen, besonders in kühleren Klima-Zonen, wichtig ist, mindestens 1x täglich warm zu essen: Weil das dem Magen und der »Milz« im Sinne der chinesischen Heilkunde die Verdauungsarbeit wesentlich erleichtert. In der Folge werden wir bis zu den Händen und den Füßen durchwärmt, ermüden nach dem Essen nicht, leisten unsere Verdauungsarbeit vollständig und produzieren einen Stuhl, der fest und nicht breiig ist.
- Und inwiefern ist die Milz angesprochen? Sie ist in ihrer Funktion als wichtiger Bestandteil des Immunsystems angesprochen.

Wie Akupunkte der »Milz« wirken

Vor diesem Hintergrund wird verständlich, dass es auf dem zugehörigen Meridian, dem Milzmeridian, einen Punkt gibt, der, durch Akupressur aktiviert, sowohl bei Verdauungs- als auch bei Immunschwäche das nötige Feuer liefert. Es ist der Punkt Mi 2.

Ebenfalls auf dem Milzmeridian (Tab. 3.10, Abb. 3.4.4 und 3.4.5) liegen Punkte, die uns helfen, wenn wir unser Zentrum – unsere Bauchregion – und unsere Verbindung zur Erde nicht mehr genügend wahrnehmen und uns stattdessen überarbeiten, im Stress versinken und ausbrennen – Burnout (Mi 3, Mi 6).

Sie können sich jetzt direkt aus den Punkte-Tabellen und Meridian-Bildern die heilkräftigen Punkte aussuchen, die Sie ansprechen, und mit der Selbsthilfe-Akupressur beginnen.

Tabelle 3.9: Wichtige Punkte auf dem Magenmeridian				
Bezeichnung des Punktes	**Hilfreich bei:**	**Lage des Punktes**	**Zu welchem Element gehörend?**	**Verwandtschafts-Beziehungen, Bemerkungen:**
Ma 2	Sinusitis (Nasennebenhöhlen-Entzündung), Trigeminus-Neuralgie (schmerzhafter Reizungszustand des Trigeminus-Nervs), Zahnschmerzen	Im Gesicht, auf der Pupillenlinie, 1 Fingerbreite unter der Augenhöhle, in der Vertiefung des Unteraugen-Loches (foramen infraorbitale)		Symptomatischer Punkt
Ma 3	Sinusitis. Der Punkt entspannt das Gesicht und wird daher „Meisterpunkt des Gesichtes" genannt.	Im Gesicht, auf der Pupillenlinie, am Unterrand der Erhebung des so genannten Wangenknochens		Symptomatischer Punkt
Ma 16	Depression. Spannung und Schmerz in der Brust. Sodbrennen. Der Punkt unterstützt bei Müttern mit Säuglingen die Milchbildung.	Auf der Brustwarzenlinie zwischen 3. und 4. Rippe; Bei Frauen nur mit leichtem Druck oberhalb des Brustgewebes arbeiten; dieser Bereich ist oft empfindlich.		Symptomatischer Punkt
Ma 36	Kraftlosigkeit, Appetitlosigkeit. Magenschleimhaut-Reizung. Der Punkt setzt körperliche Kräfte frei. **Nicht bei Schwangeren ab 9. Monat drücken.**	4 Fingerbreiten unterhalb der Kniescheibe und 1 Fingerbreite seitlich der Schienbein-vorderkante	Erdelement	**Home point:** Das ist der Punkt, der in „seinem" Meridian zu Hause ist, d.h. der Elementepunkt, der zu demselben Element gehört wie der gesamte Meridian, auf dem er liegt. Jeder home point **stärkt** „sein" Element.
Ma 38	Magenschleimhaut-Reizung. Sehr entspannender Punkt, genannt „Mund der Entspannung"	Auf halber Strecke zwischen Kniegelenk und Außenknöchel, und 1 Fingerbreite seitlich der Schienbein-Vorderkante		Symptomatischer Punkt

Tabelle 3.9: Wichtige Punkte auf dem Magenmeridian				
Bezeichnung des Punktes	**Hilfreich bei:**	**Lage des Punktes**	**Zu welchem Element gehörend?**	**Verwandtschafts-Beziehungen, Bemerkungen:**
Ma 40 **Lo**	Gut zur Unterstützung bei allen Themen von Magen und Milz/ Bauchspeicheldrüse	Auf halber Strecke zwischen Kniegelenk und Außenknöchel, und 2 Fingerbreiten seitlich der Schienbein-Vorderkante, auf gleicher Höhe wie Ma 38		**Lo-Punkt:** Das ist der Punkt, der am Ende eines Verbindungsweges zwischen zwei Yin-Yang-Partner-Meridianen sitzt. Er öffnet diesen Verbindungsweg, so dass sich die Energie zwischen den beiden Meridianen ausgleicht. So **stärkt** er das angesprochene Element, hier das Erdelement, in seiner Gesamtheit.
Ma 41	Magenschwäche. Hilft, wenn man keine Rohkost verträgt. Hilfreich bei Magenschleimhaut-Entzündung. Unterstützend bei Magen-Karzinom. Bei Schwindel.	Auf dem Fußrücken über der Fußwurzel, in der Kuhle zwischen den beiden deutlich hervortretenden Sehnen des langen Großzehenstreckers und des langen Zehenstreckers, mehr zur äußeren Sehne hin	Feuerelement. Der Punkt bringt bei Schwäche des Magens oder, wenn man keine Rohkost verträgt, Hitze/ Dynamik dorthin. Er hilft bei Magenschleimhaut-Entzündung, als Feuer zu verstehen, nach dem Ähnlichkeits-Prinzip »Feuer löscht Feuer«. Er ist aufgrund seines Feuers empfehlenswert bei der „Kälte"-Krankheit Magen-Karzinom.	**Mutterpunkt:** Das ist der Punkt, der zu seinem Meridian ein mütterliches Verhältnis hat. Ma 41 gehört zum Feuerelement. Dies liegt im Elementekreis vor dem Erdelement, wie die Mutter vor dem Kind schon auf der Welt ist. Jeder Mutterpunkt **unterstützt** das jeweils nachfolgende Element, wie die Mutter ihr Kind unterstützt.
Ma 42 **Q**	Gut zur Unterstützung bei allen Themen von Magen und Milz/ Bauchspeicheldrüse. Stärkt die Erdung, wenn man »nicht ganz da ist«. Prüfungsangst	Zentral auf dem Fußrücken, zwischen den beiden Reihen der Fußwurzelknochen, auf einer Linie zwischen Ma 41 und dem Mittelfußknochen-Zwischenraum II		**Quellpunkt:** Das ist der Punkt, der am Anfang eines Verbindungsweges zwischen zwei Yin-Yang-Partner-Meridianen sitzt. Er öffnet diesen Verbindungsweg, so dass sich die Energie zwischen den beiden Meridianen ausgleicht. So **stärkt** er das angesprochene Element, hier das Erdelement, in seiner Gesamtheit.

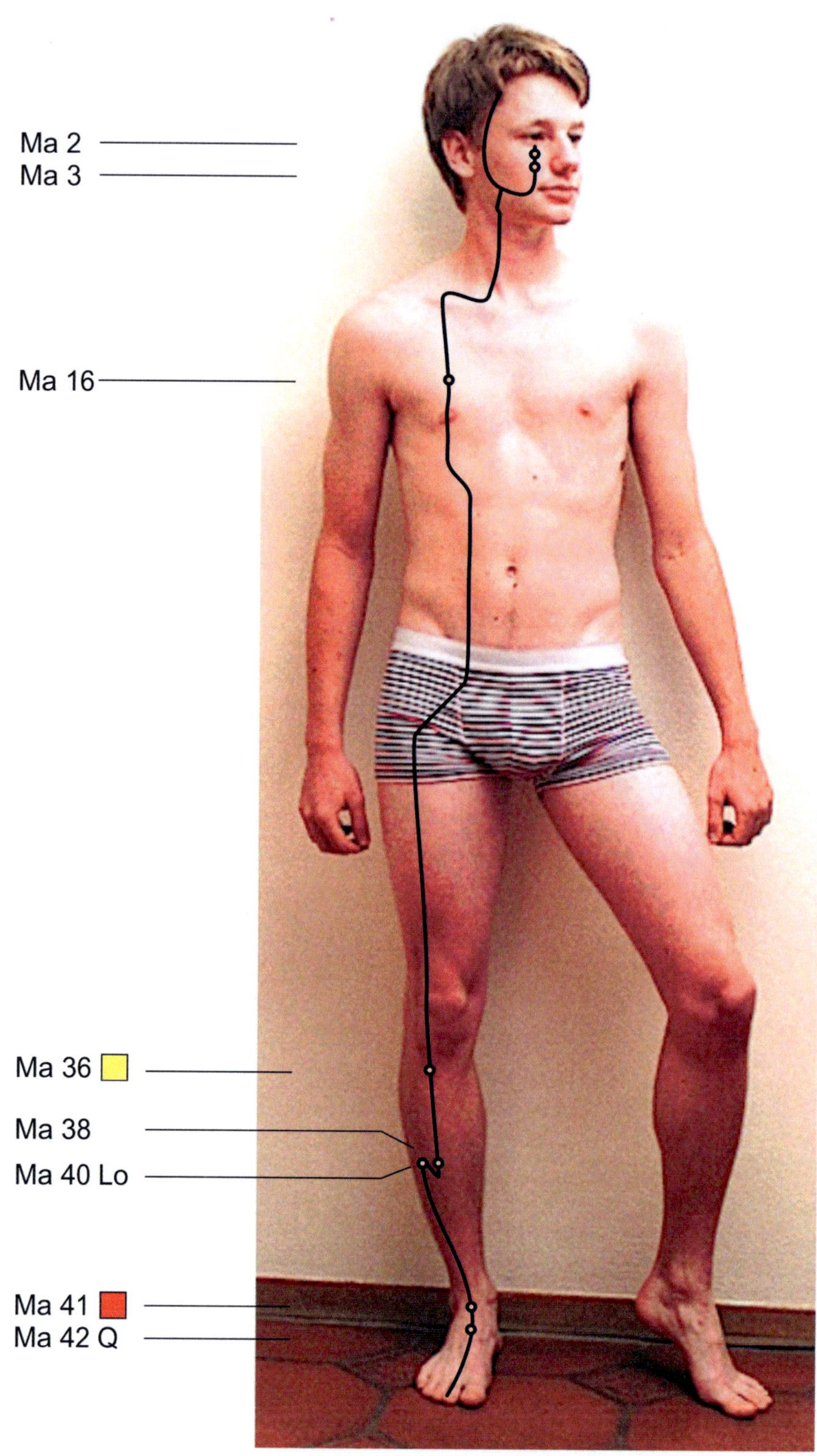

Abb. 3.4.2:
Gesamtverlauf des Magenmeridians

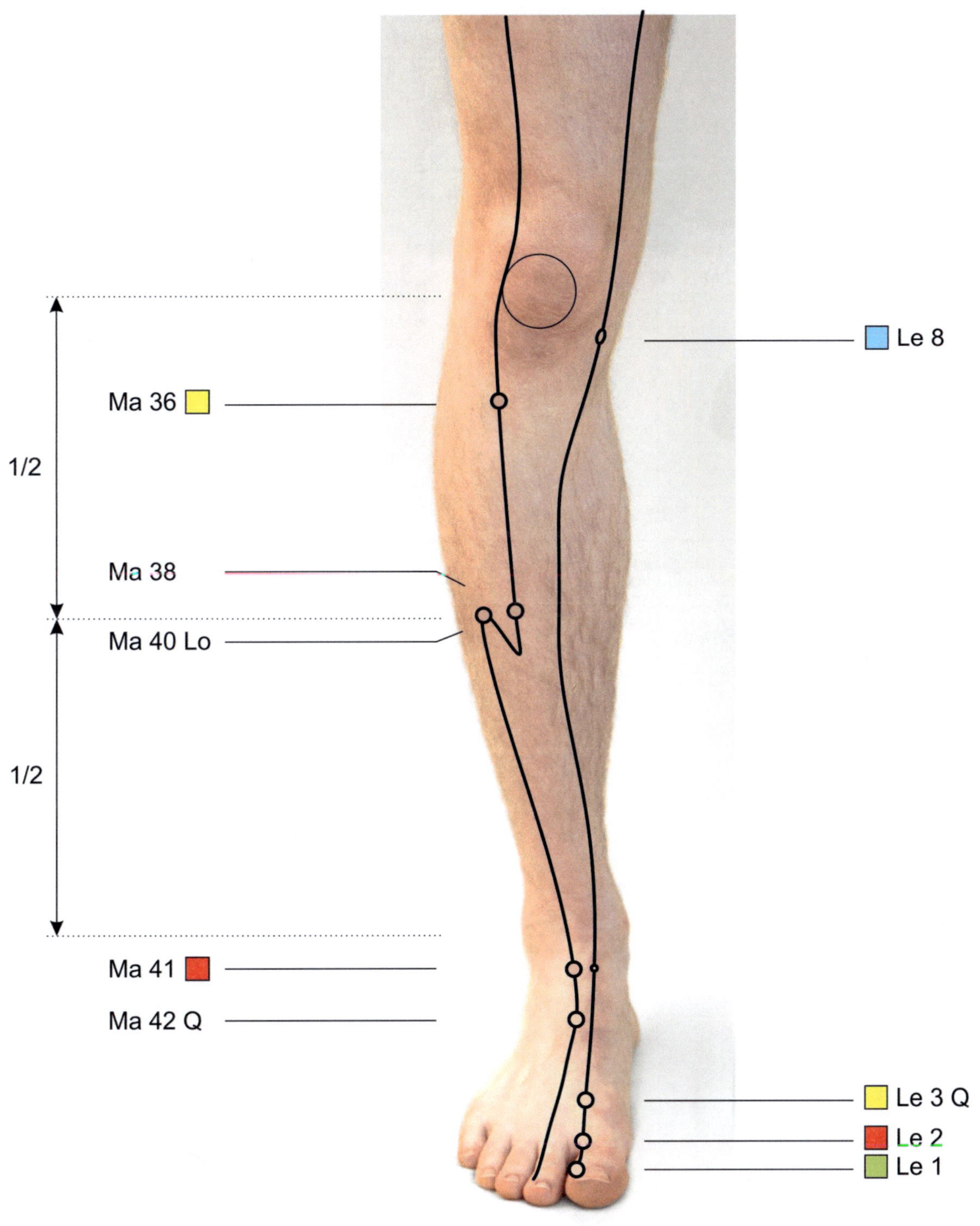

Abb. 3.4.3: Beinverlauf des Magenmeridians.
Zum Vergleich ist der Lebermeridian eingezeichnet.

Tabelle 3.10: Wichtige Punkte auf dem Milzmeridian

Bezeichnung des Punktes	Hilfreich bei:	Lage des Punktes	Zu welchem Element gehörend?	Verwandtschafts-Beziehungen, Bemerkungen:
Mi 2	Immun- und Verdauungs-schwäche. Hallux (in diesem Fall mit Mi 3 kombinieren). Unterstützend bei Pankreas-Karzinom. **Nicht bei Schwangeren drücken.**	Am Fußinnenrand, von der Spitze des Großzehs kommend, vor dem Grundgelenk	Feuerelement. Der Punkt bringt bei den genannten Schwächen Hitze/ Dynamik dorthin. Er ist aufgrund seines Feuers empfehlenswert bei der „Kälte"-Krankheit Pankreas-Karzinom.	**Mutterpunkt:** Das ist der Punkt, der zu seinem Meridian ein mütterliches Verhältnis hat. Mi 2 gehört zum Feuerelement. Dies liegt im Elementekreis vor dem Erdelement, wie die Mutter vor dem Kind schon auf der Welt ist. Jeder Mutterpunkt **unterstützt** das jeweils nachfolgende Element, wie die Mutter ihr Kind unterstützt.
Mi 3 **Q**	Stärkt bei den unter Mi 2 genannten Schwächen und ebenso bei Erschöpfung, Stress und Burnout (bei Burnout Ma 36 hinzunehmen). In Kombination mit Mi 2 bei Hallux.	Am Fußinnenrand, vom Großzeh kommend, hinter dem Grundgelenk	Erdelement	**Home point:** Das ist der Punkt, der in „seinem" Meridian zu Hause ist, d.h. der Elementepunkt, der zu demselben Element gehört wie der gesamte Meridian, auf dem er liegt. Jeder home point **stärkt** „sein" Element. Zugleich **Quellpunkt:** Das ist der Punkt, der am Anfang eines Verbindungsweges zwischen zwei Yin-Yang-Partner-Meridianen sitzt. Er öffnet diesen Verbindungsweg, so dass sich die Energie zwischen den beiden Meridianen ausgleicht. So **stärkt** er das angesprochene Element, hier das Erdelement, in seiner Gesamtheit.

Tabelle 3.10: Wichtige Punkte auf dem Milzmeridian				
Bezeichnung des Punktes	**Hilfreich bei:**	**Lage des Punktes**	**Zu welchem Element gehörend?**	**Verwandtschafts-Beziehungen, Bemerkungen:**
Mi 6	Erschöpfung. Unterstützend bei Myomen in der Gebärmutter. Der Punkt reguliert das Blut im kleinen Becken. Er wirkt ausgleichend bei zu hohem und ebenso bei zu niedrigem Blutdruck. **Nicht bei Schwangeren ab 5. Monat drücken.**	In einer weichen Vertiefung 4 Daumenbreiten oberhalb des Innenknöchels, hinter dem Schienbein		Symptomatischer Punkt, genannt „Meisterpunkt des Blutes“
Mi 10	Verdauungsschwäche, diabetogene Stoffwechsellage, unterstützend bei Diabetes. Süßgelüste. Krampfartige Menstruations-Beschwerden	Am Oberschenkel 3 Daumenbreiten über dem oberen Kniescheiben-Rand, am inneren Rand des Quadrizeps-Muskels		Symptomatischer Punkt
Mi 13	Verdauungs-Beschwerden, Blähbauch, ungezügelter Appetit. Anspannung im Becken	In der Leiste senkrecht über dem Hüftgelenk		Symptomatischer Punkt
Mi 16	Verdauungs-Beschwerden, Blähbauch, ungezügelter Appetit. Der Punkt bringt das Verdauungs-System in Balance. Seitenstiche. Angespanntes Zwerchfell	Am unteren Rand des Brustkorbs knapp außerhalb der Brustwarzenlinie (nach van der Molen)		Symptomatischer Punkt

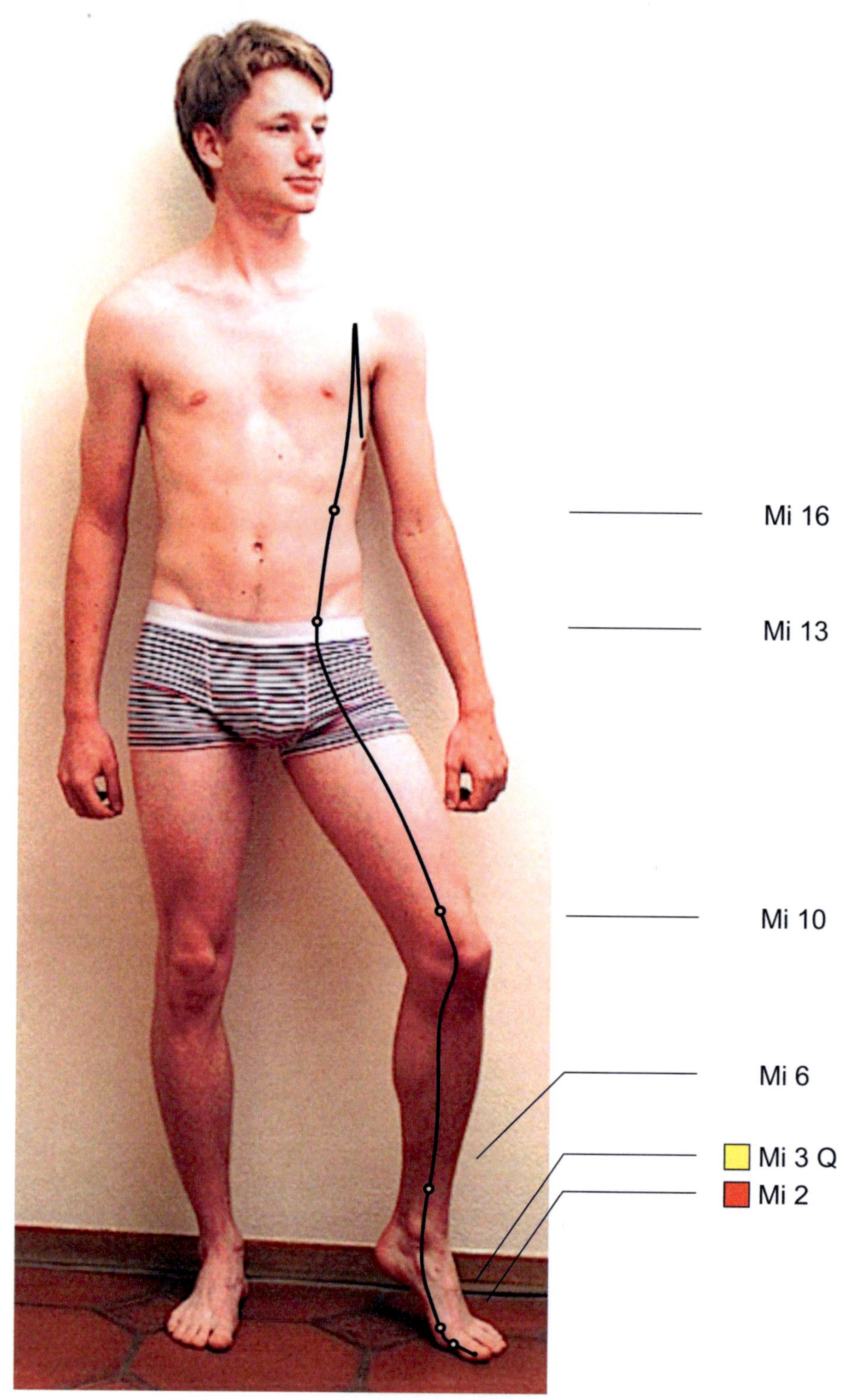

Abb. 3.4.4:
Gesamtverlauf des Milzmeridians

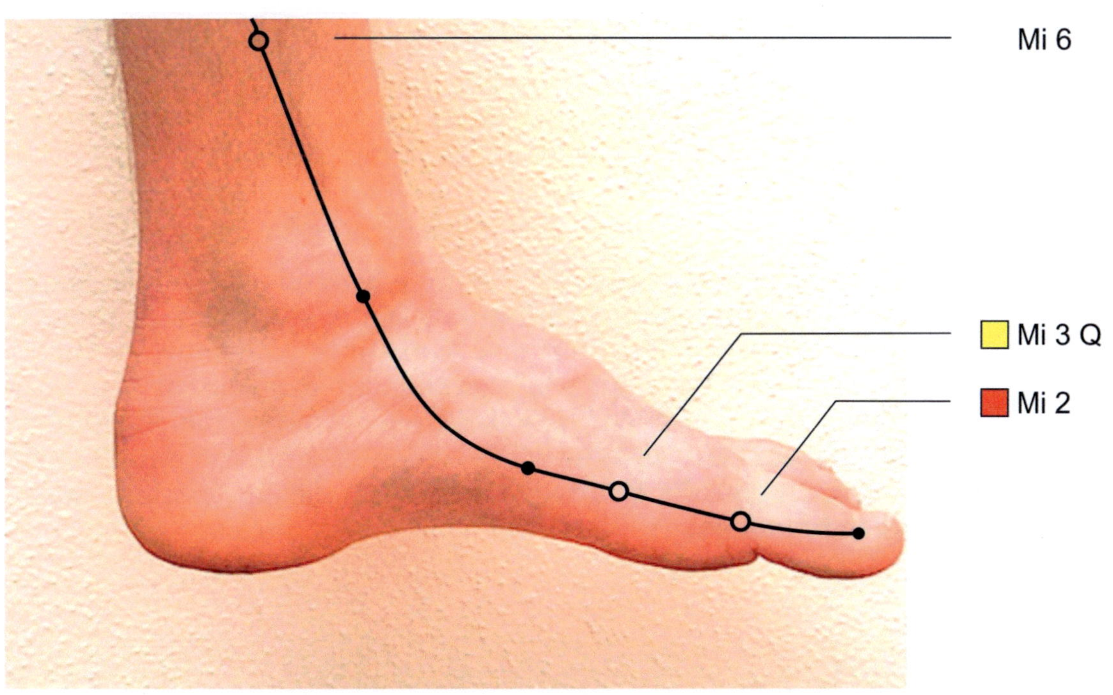

Abb. 3.4.5:
Verlauf des Milzmeridians am Fuß

Sie wollen mehr wissen?

Auf den nächsten Seiten erhalten Sie Antworten auf die folgenden Fragen:

- Wie ist das psychische Thema des Erdelementes zu verstehen, das Lebensgefühl, genug zu haben oder Mangel zu leiden?
- Zwei Punkte des Milzmeridians (Mi 2 und Mi 3), vor und hinter dem Großzehen-Grundgelenk gelegen, wirken der Ausbildung eines Hallux entgegen. Wie ist das zu erklären?
- Bei manchen Punkten des Erdelements ist es hilfreich zu wissen, wie man sie auf günstige Weise erreicht: in welcher Körperhaltung, mit welcher Druckstärke, und in welcher Druckrichtung. Welches sind diese Punkte, und wie erreichen wir sie am besten?

Psychisches Thema

Haben Sie das Lebensgefühl, genug zu haben, oder leiden Sie Mangel? Das ist die Kernfrage im Erdelement. Die Frage lässt sich nicht einfach nur mit einem Blick auf das Bankkonto beantworten. Eine gesunde materielle Basis ist wichtig, aber im Erdelement geht es um mehr: Um die innere Zufriedenheit, die unserem Bauchgefühl entspringt, darum, »in unserer Mitte« zu sein, und das damit verbundene Urvertrauen, im richtigen Augenblick das zu erhalten, was wir im Leben brauchen.

Mangel leiden

Bröckelt unser Urvertrauen, dann schleicht sich in gleichem Maße das Lebensgefühl ein, zu wenig zu haben oder möglicherweise in Zukunft Mangel leiden zu müssen, und wir machen uns Sorgen um unsere materielle Sicherheit. Wenn uns das Urvertrauen fehlt, leben wir im Mangel.

In der Fülle leben

Das Gefühl, in der Fülle zu leben, können wir gewinnen, wenn wir uns selbst körperlich spüren, insbesondere unsere Körpermitte, und wahrnehmen, wie die Erde uns bei jedem Schritt trägt. Auf diese Weise finden wir zu dem Urvertrauen, dass das Leben für uns sorgt.

In der Folge empfinden wir Dankbarkeit und begegnen anderen Menschen mit Mitgefühl. Und wünschen anderen Menschen das gleiche Gefühl der Fülle und die innere Zufriedenheit, die wir selbst genießen.

Sich mit der Erde verbinden

Sich mit der Erde zu verbinden, auf welche Weise auch immer, ist hilfreich. Egal ob wir im Garten arbeiten, wandern, tanzen oder singen, z.B. den Kanon (Uli Führe, 2013):

Immer, wenn ´s uns gut geht,
dann öffnen wir den Mund
und fangen an zu singen,
denn das ist gesund.
Die Welt ist so schön und so kugelrund,
das tut gut, Stund um Stund.

Kommentare zu einzelnen Akupunkten des Erdelementes

Ma 3 (im Gesicht)

Dieser Punkt liegt am Unterrand der Erhebung des so genannten Wangenknochens, der ein Teil des Oberkieferknochens ist. Üben Sie mit dem Zeige- oder Mittelfinger leichten nach oben gegen den Knochen gerichteten Druck aus.

Ma 36, **38** und **40** (am Unterschenkel)

Selbstbehandlung

Stellen Sie, auf dem Rücken liegend, ein Bein auf. Behandeln Sie das andere Bein, in der Hüfte und im Knie stark angewinkelt, fassen Sie den Unterschenkel mit beiden Händen und üben Sie mit den Mittelfingern beider Hände jeweils auf einen dieser drei Punkte Druck aus. Die Mittelfinger unterstützen Sie am besten mit dem Zeige- und dem Ringfinger, im Meridianverlauf aufgestellt.

Mi 2 und **3** (am Fuß): **hilfreich bei Hallux**

Die Funktion der Milz, die aus der Nahrung gewonnen Energie in alle Richtungen, besonders nach oben, zu leiten, wird als »hebende« Funktion bezeichnet. Damit ist die Funktion angesprochen, für Festigkeit und Elastizität bindegewebiger Strukturen zu sorgen, so dass unsere inneren Organe an ihrem Platz bleiben. Ist die hebende Funktion zu schwach ausgeprägt, kann es zu Prolaps/ Senkung verschiedener Organe wie z.B. der Gebärmutter, des Magens, der Niere, der Blase oder des Anus kommen.

Die »hebende« Funktion der Milz bezieht sich auch auf das Fußgewölbe. Ist die Milz nicht in der Lage, das Quergewölbe mit ausreichender Kraft zu »heben«, d.h. straff zu halten, dann bildet sich ein Hallux. Das Großzehen-Grundgelenk tritt hervor und kann Schmerzen bereiten. Wie können wir dafür sorgen, dass die bindegewebigen Strukturen des Quergewölbes straff und elastisch bleiben und, falls bereits geschwächt, wieder an Straffheit und Elastizität gewinnen? Durch Akupressur der Punkte Mi 2 und Mi 3, die im betroffenen Bereich liegen. Darüber hinaus sollte das Greifen mit den Großzehen trainiert werden, was am einfachsten durch Barfußgehen zu erreichen ist. Ist der Hallux entzündet, also gerötet, geschwollen und schmerzhaft, dann verbietet sich Druck im betroffenen Areal, und wir wählen die Punkte Mi 2 und Mi 3 am anderen Fuß.

Mi 10 (am Oberschenkel)

Dieser Punkt liegt 3 Daumenbreiten über dem oberen Kniescheiben-Rand am inneren Rand des vierköpfigen Oberschenkelstreckers (Quadrizeps-Muskel), der das Knie streckt und den der Fußballspieler braucht, um kraftvoll schießen zu können. Greifen Sie, um diesen Punkt zu erreichen, etwas unter den Rand dieses Muskels.

Ziehen Sie den Muskel in diesem Bereich mit den Fingern der einen Hand nach außen und behandeln Sie den Punkt mit dem Daumen der anderen Hand, gegen den Oberschenkelknochen gerichtet.

Mi 13

Selbstbehandlung

Dringen Sie, am besten auf dem Rücken liegend, mit den Fingern beider Hände rechts und links am oberen Schambeinrand langsam Richtung Bauchraum und schräg nach unten zur Körpermittellinie hin vor.

Behandlung anderer

Setzen sie sich neben Ihren Klienten, Körperausrichtung zu seinem Fußende hin. Lehnen Sie sich mit beiden Handballen rechts und links gegen den oberen Schambeinrand. Bitte achten Sie darauf, dass Sie dabei die Genitalregion Ihres Klienten nicht berühren.

Mi 16

Selbstbehandlung

Dringen Sie stehend, sitzend oder auf dem Rücken liegend, rechts und links mit den Fingern beider Hände langsam am unteren Brustkorbrand in den Bauchraum vor.

3.5 Metallelement

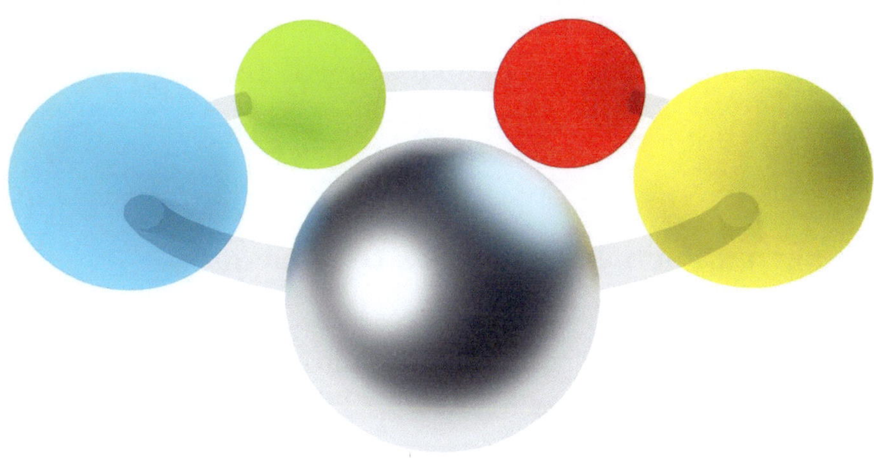

Abb. 3.5.1: Das Metallelement (metallisch-grau) im Zyklus der Elemente

Wenden wir uns nun, nachdem wir das Wasser-, das Holz-, das Feuer- und das Erdelement beschrieben haben, dem Metallelement zu (Abb. 3.5.1).

Was hat das Metallelement mit Metallen zu tun? Es gibt einen Bezug. Sie können mit dem Metallelement Mineralien assoziieren – und den Dickdarm, dessen Arbeitsfeld die Mineralien sind.

Der Dickdarm

Wie lässt sich das Arbeitsfeld des Dickdarms beschreiben? Der Dickdarm dickt den Speisebrei, der den Dünndarm vorher passiert hat und nun so gut wie frei von verwertbaren Nährstoffen ist, ein. Dabei entzieht er ihm nahezu vollständig das Wasser mit den darin gelösten wertvollen Mineralien.

Woran erkennen wir, dass der Dickdarm gute Arbeit verrichtet hat? Daran, dass er einen geformten Stuhl entlässt, nicht zu breiig und nicht zu fest. Wenn das zutrifft, dann hat er dem Speisebrei in angemessenem Umfang Wasser und Mineralien entzogen, z.B. gelöstes Eisen, gelösten Kupfer, gelösten Zink und natürlich auch die nichtmetallischen Mineralien wie Kalium und Kalzium.

Erfüllt der Dickdarm seine Funktion nicht in ausreichendem Maße, dann können wir ihn unterstützen, z.B. bei Durchfall oder Verstopfung: Durch Akupressur von Akupunkten auf dem zugehörigen Meridian, dem Dickdarmmeridian.

Die Lungen – Partner-Organ des Dickdarms

Das Yin-Yang-Partner-Organ des Dickdarms sind die Lungen, im Sprachgebrauch oft in der Einzahl »die Lunge« angesprochen.

Gemeinsamkeit mit dem Dickdarm

Gibt es etwas, das diese beiden Organe gemeinsam haben? Überlegt man genauer, so lässt sich eine Gemeinsamkeit finden. Beide Organe scheiden etwas aus: Der Dickdarm scheidet die festen Stoffe aus, die Lunge die gasförmigen. Wenn Ihnen dieser Zusammenhang zunächst vage erscheint, so können Sie ihn erst einmal als Merkhilfe nehmen.

Dass die beiden Organe samt ihren Meridianen aufs engste miteinander verbunden sind und ein Yin-Yang-Paar bilden, wird in der Akupressur und der Akupunktur erfahrbar. Es gibt mehrere Akupunkte auf dem Dickdarmmeridian, die sowohl für den Dickdarm als auch für die Lungen hilfreich sind. Das trifft z.B. auf den Punkt Di 6 zu.

Chef des Immunsystems

Welche Funktion wird den Lungen neben der des Atmens in der chinesischen Heilkunde beigemessen? Die des Chefs des Immunsystems. Sind die Lungen stark, so sind wir abwehrkräftig. Sind sie schwach, so ist unser Immunsystem schwach, und wir sind gefährdet, eine Infektionskrankheit zu bekommen, z.B. uns zu erkälten. Umgangssprachlich ist uns dieser Zusammenhang zwischen der Lungen- und der Immunkraft vertraut. Wenn wir von jemandem sagen »Der ist schwach auf der Brust«, dann sprechen wir damit an, dass seine Lungen abwehrschwach sind.

Sind unsere Lungen abwehrschwach, dann können wir sie unterstützen – vorbeugend, und ebenso, wenn wir krank sind: durch Akupressur von Akupunkten auf dem Lungen- und auch auf dem Dickdarmmeridian. Als Beispiel sei ein Punkt auf dem Lungenmeridian genannt: Lu 9. Und einer auf dem Dickdarmmeridian: Di 4.

PUNKTE-TABELLEN UND MERIDIAN-BILDER

Die heilsamen Punkte im Metallelement finden Sie in den hier gezeigten Punkte-Tabellen 3.11 und 3.12 und den Meridian-Bildern 3.5.2 - 3.5.4. Die Lungen-Punkte an der Hand und am Handgelenk finden Sie außerdem auf den beiden Meridian-Bildern der Handfläche (Abb. 3.3.3 und 3.3.4). Die Dickdarm-Punkte der Schulter sind auch aus der Perspektive von oben zu sehen (Abb. 3.3.10). Die Dickdarm-Punkte im Gesicht finden Sie in Abbildung 3.1.3. Aus diesem Material können Sie sich jetzt die Akupunkte aussuchen, die Sie ansprechen, und mit der Selbsthilfe-Akupressur beginnen.

Tabelle 3.11: Wichtige Punkte auf dem Lungenmeridian				
Bezeichnung des Punktes	**Hilfreich bei:**	**Lage des Punktes**	**Zu welchem Element gehörend?**	**Verwandtschafts-Beziehungen, Bemerkungen:**
Lu 1	Hilfreich bei allen Erkrankungen der Atemwege	3 Fingerbreiten unterhalb des Schlüsselbeins in Verlängerung der Achselfalte nach oben		Symptomatischer Punkt
Lu 2	Hilfreich bei allen Erkrankungen der Atemwege (wie Lu 1). Außerdem: Asthma. **Nicht bei Schwangeren ab 7. Monat drücken.**	Am unteren Rand des Schlüsselbeins, 6 Daumenbreiten von der Körpermittellinie entfernt		Symptomatischer Punkt
Lu 5	Unterstützend bei trockener Lungenentzündung (Bei feuchter Lungenentzündung wäre der Feuerpunkt Lu 10 angebracht.)	In der Ellenbeugefalte, radial (speichenseitig) der Bizepssehne	Wasserelement. Daher wirkt Lu 5 kühlend und befeuchtend.	**Tochterpunkt:** Das ist der Punkt, der zu seinem Meridian ein Tochter-Verhältnis hat. Der Punkt Lu 5 gehört zum Wasserelement. Dieses folgt im Elementekreis auf das Metallelement, wie die Tochter auf die Mutter folgt. Jeder Tochterpunkt **entlastet / entstaut** das vorhergehende Element, wie die Tochter ihre Mutter entlastet, wenn diese überfordert und angespannt ist. Nur bei Symptomen (s. links) anwenden.
Lu 8	Stärkend bei allen Erkrankungen der Atemwege	Auf der Unterarm-Innenseite in Höhe des Griffelfortsatzes der Speiche. Schauen wir auf die Arm-Innenseite und betrachten diesen Fortsatz als Berg, dann liegt Lu 8 geradewegs am Fuß des Berges (nach van der Molen).	Metallelement	**Home point:** Das ist der Punkt, der in „seinem“ Meridian zu Hause ist, d.h. der Elementepunkt, der zu demselben Element gehört wie der gesamte Meridian, auf dem er liegt. Jeder home point **stärkt** „sein“ Element.

Tabelle 3.11: Wichtige Punkte auf dem Lungenmeridian				
Bezeichnung des Punktes	**Hilfreich bei:**	**Lage des Punktes**	**Zu welchem Element gehörend?**	**Verwandtschafts-Beziehungen, Bemerkungen:**
Lu 9 **Q**	Stärkend bei allen Erkrankungen der Atemwege	Zwischen Lu 8 und Handgelenksspalt in der dort zu tastenden Grube (nach van der Molen)	Erdelement	**Mutterpunkt:** Das ist der Punkt, der zu seinem Meridian ein mütterliches Verhältnis hat. Lu 9 gehört zum Erdelement. Dies liegt im Elemente-kreis vor dem Metallelement, wie die Mutter vor dem Kind schon auf der Welt ist. Jeder Mutterpunkt **unterstützt** das jeweils nachfolgende Element, wie die Mutter ihr Kind unterstützt. Zugleich **Quellpunkt:** Das ist der Punkt, der am Anfang eines Verbindungsweges zwischen zwei Yin-Yang-Partner-Meridianen sitzt. Er öffnet diesen Verbindungsweg, so dass sich die Energie zwischen den beiden Meridianen aus-gleicht. So **stärkt** er das angesprochene Element, hier das Metallelement, in seiner Gesamtheit.
Lu 10	Unterstützend bei feuchter Lungen-Entzündung; ebenso bei Lungen-Krebs, hier mit Lu 8 und Lu 9 kombinieren	Auf dem Bauch des Daumenballens in Höhe der Mitte des zugehörigen Mittelhandknochens, im Muskel, nicht zu dicht am Knochenrand (nach van der Molen)	Feuerelement. Der Punkt wirkt durch sein Feuer bei feuchter Lungenentzündung erwärmend und trocknend. Er ist aufgrund seines Feuers empfehlenswert bei der „Kälte"-Krankheit Lungenkrebs.	**Großmutterpunkt:** Das ist der Punkt, der zu seinem Meridian ein großmütterliches Verhältnis hat. Lu 10 gehört zum Feuerelement. Dies liegt im Elementekreis 2 Positionen vor dem Metallelement, wie die Großmutter 2 Generationen vor ihrem Enkel lebt. Jeder Großmutterpunkt **greift kontrollierend ein** wie die Großmutter, wenn die Mutter nicht für ihr Kind sorgen kann und es erkrankt. Lu 10 nicht unbegründet drücken, da Feuer Wasser verdunsten lässt, d.h. Schleim austrocknet.

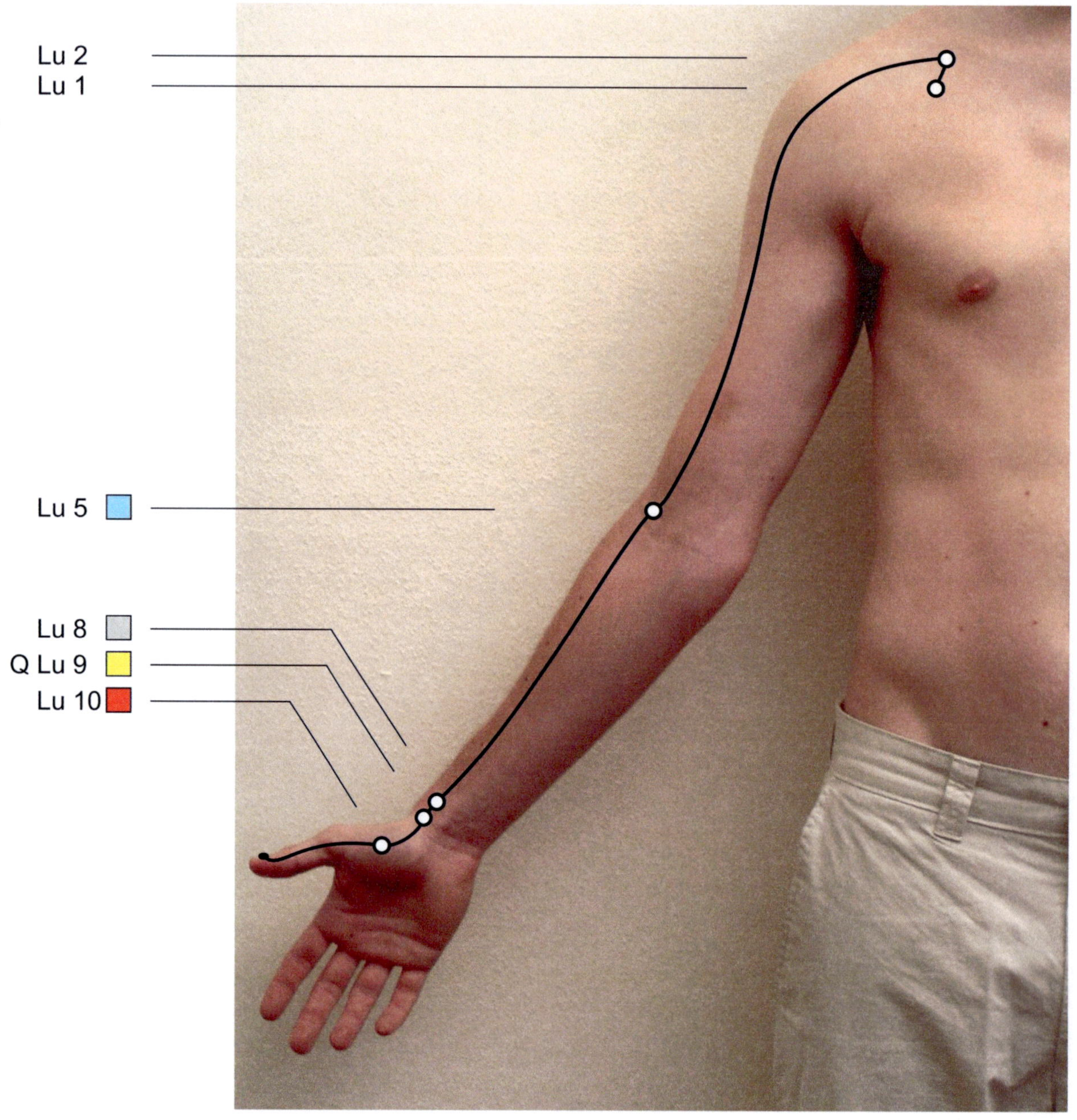

Abb. 3.5.2:
Gesamtverlauf des Lungenmeridians

Tabelle 3.12: Wichtige Punkte auf dem Dickdarmmeridian				
Bezeichnung des Punktes	**Hilfreich bei:**	**Lage des Punktes**	**Zu welchem Element gehörend?**	**Verwandtschafts-Beziehungen, Bemerkungen:**
Di 1	Den Dickdarm stärkend, sowohl bei Durchfall als auch bei Verstopfung. Lindernd bei Zahnschmerzen, in diesem Fall auch Di 20 drücken	Am Zeigefinger, 1 mm neben dem speichenseitigen Nagelfalzwinkel	Metallelement	**Home point:** Das ist der Punkt, der in „seinem" Meridian zu Hause ist, d.h. der Elementepunkt, der zu demselben Element gehört wie der gesamte Meridian, auf dem er liegt. Jeder home point **stärkt** „sein" Element.
Di 2	Bei spastischer Verstopfung (chinesisch: Hitze und Trockenheit). Nicht bei trägem Darm! **Nicht bei Schwangeren ab 8. Monat drücken.**	An der daumenwärts gerichteten Seite des Zeigefingers, am Übergang des Schafts zur Knöchel-nahen Basis des Fingergrundgliedes	Wasserelement. Daher wirkt Di 2 kühlend und befeuchtend.	**Tochterpunkt:** Das ist der Punkt, der zu seinem Meridian ein Tochter-Verhältnis hat. Der Punkt Di 2 gehört zum Wasserelement. Dieses folgt im Elementekreis auf das Metallelement, wie die Tochter auf die Mutter folgt. Jeder Tochterpunkt **entlastet/ entstaut** das vorhergehende Element, wie die Tochter ihre Mutter entlastet, wenn diese überfordert und angespannt ist. Nur bei Symptomen (s. links) anwenden.
Di 4 **Q**	Bei Abwehrschwäche/ Erkältungsgefahr. Bei Infekten in Kombination mit Di 11. Bei Durchfall in Kombination mit Di 5. Kräftigt, z.B. bei Übelkeit auf hoher See; in diesem Fall zusätzlich Ma 36 drücken. **Nicht bei Schwangeren drücken.**	Im Winkel zwischen Daumen und Zeigefinger. Beim Anpressen des Daumens an den gestreckten Zeigefinger entsteht am Mittelhandknochen, der zum Zeigefinger führt, ein Muskelbauch, auf dessen höchster Stelle der Punkt liegt.		**Quellpunkt:** Das ist der Punkt, der am Anfang eines Verbindungsweges zwischen zwei Yin-Yang-Partner-Meridianen sitzt. Er öffnet diesen Verbindungsweg, so dass sich die Energie zwischen den beiden Meridianen ausgleicht. So **stärkt** er das angesprochene Element, hier das Metallelement, in seiner Gesamtheit.

Tabelle 3.12: Wichtige Punkte auf dem Dickdarmmeridian				
Bezeichnung des Punktes	**Hilfreich bei:**	**Lage des Punktes**	**Zu welchem Element gehörend?**	**Verwandtschafts-Beziehungen, Bemerkungen:**
Di 5	Bei Durchfall, am besten in Kombination mit Di 4. Unterstützend bei Dickdarm-Entzündung. Ebenso bei Dickdarm-Krebs, hier mit Di 1 und Di 11 kombinieren	Im Handgelenksspalt, zwischen den beiden Daumenstrecker-sehnen	Feuerelement. Der Punkt bringt Hitze in den Dickdarm. Er macht den Stuhl bei Durchfall, chinesisch ausgedrückt, „trockener". Er hilft unterstützend bei Dickdarm-Entzündung nach dem Ähnlichkeits-Prinzip »Feuer löscht Feuer«. Er ist aufgrund seines Feuers empfehlenswert bei der „Kälte"-Krankheit Dickdarm-Krebs	**Großmutterpunkt:** Das ist der Punkt, der zu seinem Meridian ein großmütterliches Verhältnis hat. Di 5 gehört zum Feuerelement. Dies liegt im Elementekreis 2 Positionen vor dem Metallelement, wie die Großmutter 2 Generationen vor ihrem Enkel lebt. Jeder Großmutterpunkt **greift kontrollierend ein** wie die Großmutter, wenn die Mutter nicht für ihr Kind sorgen kann und es erkrankt. Di 5 bei Symptomen (s. links) drücken, sonst nicht.
Di 6 **Lo**	Gut zur Unterstützung bei allen Themen der Lunge und des Dickdarms	An der Unterarm-Außenseite, am Rand der Speiche, 3 Daumenbreiten vom Handgelenk entfernt		**Lo-Punkt:** Das ist der Punkt, der am Ende eines Verbindungsweges zwischen zwei Yin-Yang-Partner-Meridianen sitzt. Er öffnet diesen Verbindungsweg, so dass sich die Energie zwischen den beiden Meridianen ausgleicht. So **stärkt** er das angesprochene Element, hier das Metallelement, in seiner Gesamtheit.
Di 9	Entspannt das Hirn	Am Unterarm, bei gebeugtem Arm 3 Daumenbreiten vom Ende der Beugefalte des Ellbogens entfernt		Symptomatischer Punkt
Di 10	Bei Verstopfung. **Nicht bei Schwangeren ab 8. Monat drücken.**	Am Unterarm, bei gebeugtem Arm 2 Daumenbreiten vom Ende der Beugefalte des Ellbogens entfernt		Symptomatischer Punkt

Tabelle 3.12: Wichtige Punkte auf dem Dickdarmmeridian				
Bezeichnung des Punktes	**Hilfreich bei:**	**Lage des Punktes**	**Zu welchem Element gehörend?**	**Verwandtschafts-Beziehungen, Bemerkungen:**
Di 11	Bei Abwehrschwäche und Infekten, am besten in Kombination mit Di 4. Bei Verstopfung	Beugen Sie den Arm und betrachten Sie die Beugefalte. Di 11 liegt liegt am Ende der Beugefalte, am Rand der Speiche (nach van der Molen).	Erdelement	**Mutterpunkt:** Das ist der Punkt, der zu seinem Meridian ein mütterliches Verhältnis hat. Di 11 gehört zum Erdelement. Dies liegt im Elementekreis vor dem Metallelement, wie die Mutter vor dem Kind schon auf der Welt ist. Jeder Mutterpunkt **unterstützt** das jeweils nachfolgende Element, wie die Mutter ihr Kind unterstützt.
Di 15	Lähmungs-erscheinungen und rheumatische Schmerzen der Schulter und des Armes	Auf der Schulter, bei angehobenem Arm in der vorderen der beiden über dem Schultergelenk liegenden Kuhlen		Symptomatischer Punkt
Di 16	Wie Di 15	Auf der Schulter, im Winkel zwischen Schlüsselbein und Schulterblattgräte		Symptomatischer Punkt
Di 19	Hilfreich bei Nebenhöhlen-Entzündung, am besten in Kombination mit Di 11. Bei Zahnschmerzen, am besten in Kombination mit Di 1. Unterstützend bei Trigeminus-Neuralgie	Etwas unterhalb des seitlichen Nasenlochrandes		Symptomatischer Punkt
Di 20	Wie Di 19	Stellen Sie sich den Unterrand der Nase als Linie vor und ebenso die seitliche Begrenzung des Nasenrückens. Im Schnittpunkt dieser beiden Linien liegt Di 20.		Symptomatischer Punkt

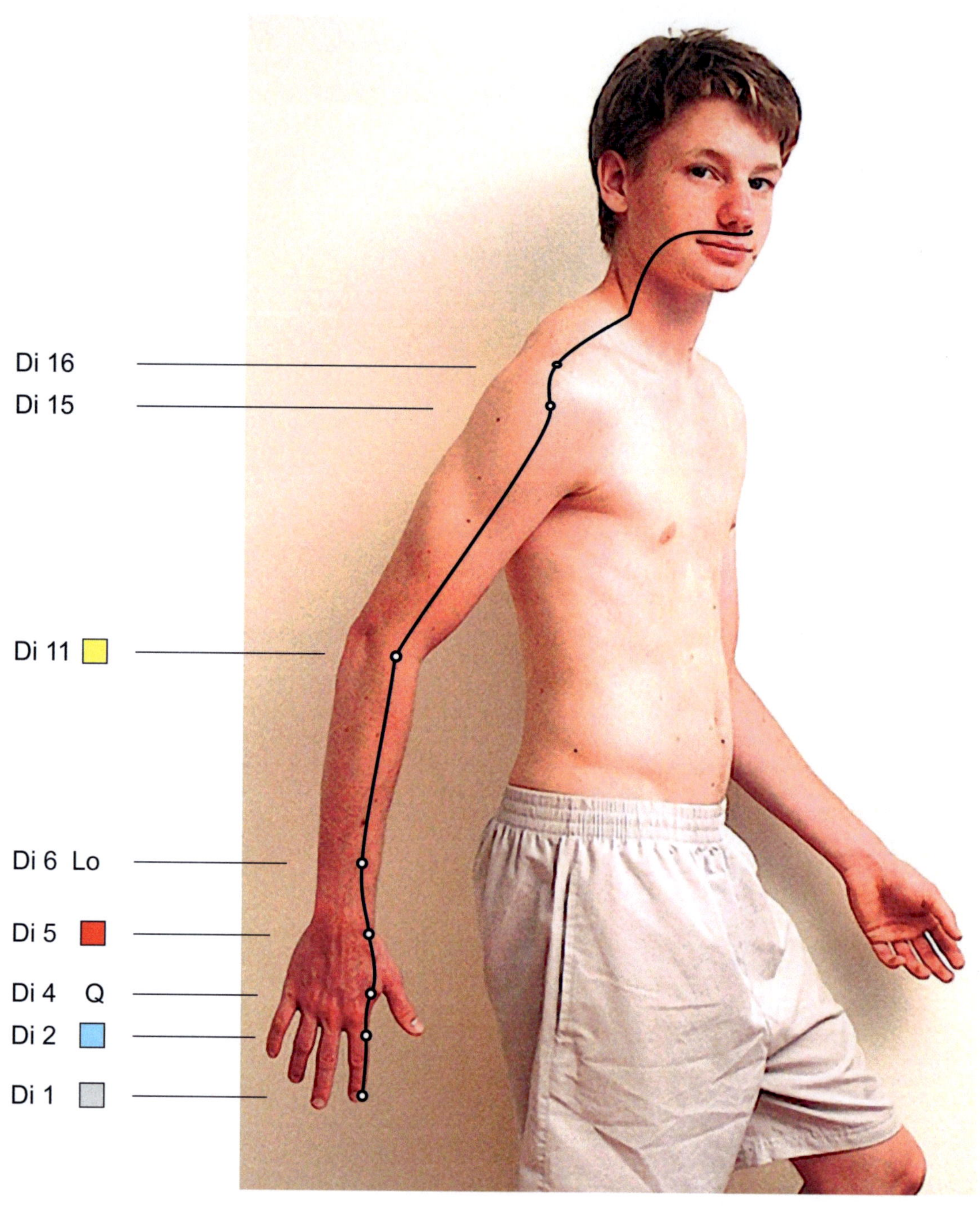

Abb. 3.5.3:
Gesamtverlauf des Dickdarmmeridians

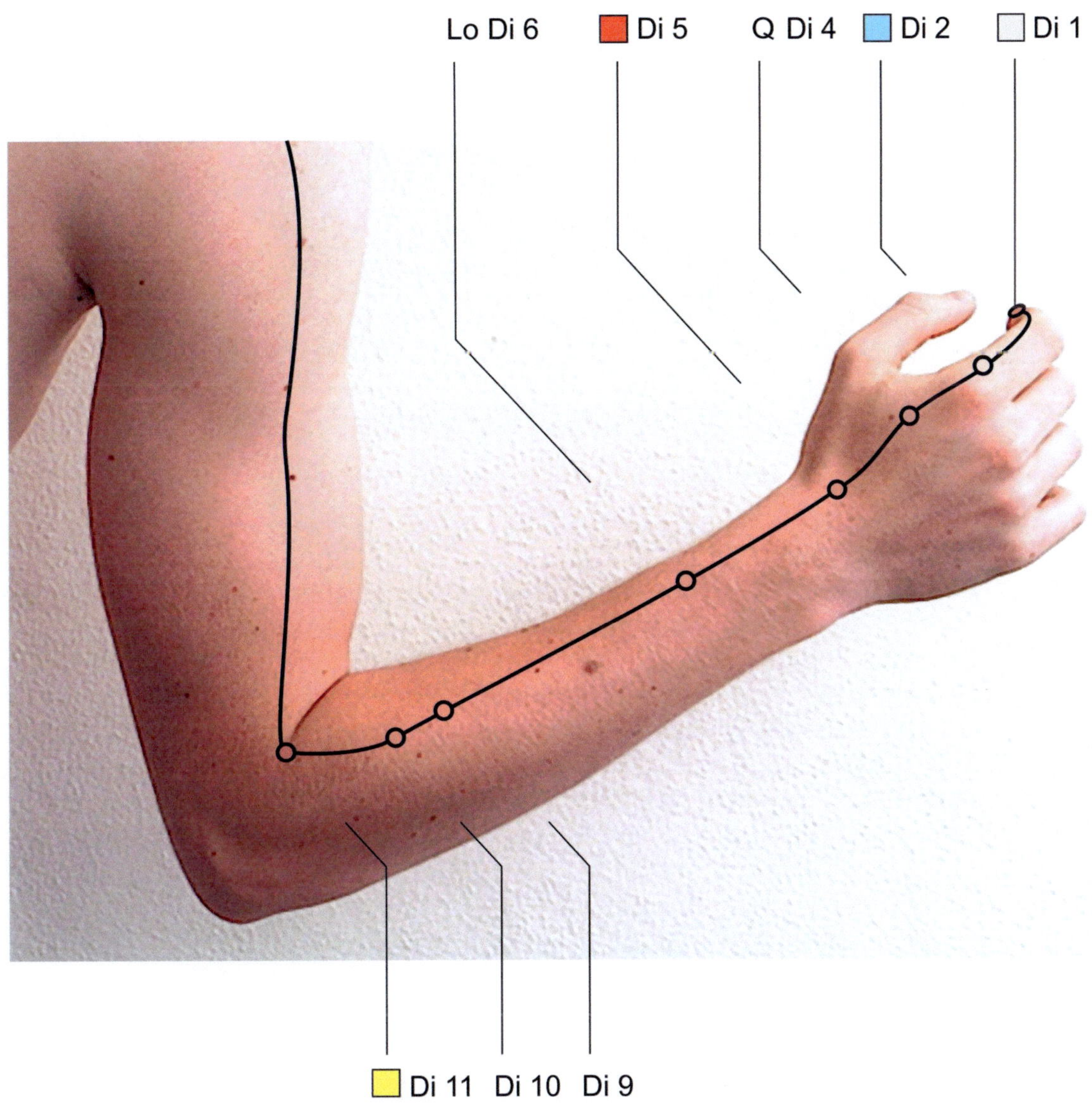

Abb. 3.5.4:
Verlauf des Dickdarmmeridians vom Zeigefinger bis zur Schulter

Sie wollen mehr wissen?

Auf den nächsten Seiten erhalten Sie Antworten auf die folgenden Fragen:

- Wie ist das psychische Thema des Metallelementes, die Trauer, zu verstehen?
- Bei manchen Punkten des Metallelements ist es hilfreich zu wissen, wie man sie auf günstige Weise erreicht: In welcher Körperhaltung, mit welcher Druckstärke, und in welcher Druckrichtung. Welches sind diese Punkte, und wie erreichen wir sie am besten?

Psychisches Thema

Trauer

Trauer ist das psychische Thema des Metallelementes. In diesem Prozess erleben wir schmerzhaft, dass wir nicht alles, was uns wichtig erscheint, festhalten können. Manchmal werden wir vom Leben aufgefordert, etwas loszulassen. Sollte uns das nicht gelingen, laufen wir Gefahr, eine vorwurfsvolle Haltung gegenüber unserem Schicksal einzunehmen. Wir werden dann einerseits anmaßend und überheblich und fühlen uns andererseits klein und minderwertig angesichts der Ohnmacht, die wir gegenüber unserem Schicksal empfinden.

Herbst

Im Bild der Jahreszeiten sind wir im Herbst angekommen. Von den Früchten des Sommers überdauern jetzt nur noch die Samen. Sie werden von der Erde aufgenommen und ruhen dort bis zum nächsten Frühling. Die Fülle des Sommers wird zur Erinnerung und zugleich zum Versprechen für einen neuen Jahreslauf.

Im Herbst können wir vergangenen Sommertagen nachtrauern, wir können uns aber auch dankbar an genossene Sommertage erinnern und uns über die stilleren Tage im Herbst freuen, die zu Rückbesinnung einladen.

Abschied und Dankbarkeit

Wenn wir trauern, nehmen wir Abschied. Dieser Prozess braucht Zeit. Haben wir z.B. einen lieb gewonnenen Menschen verloren, braucht es seine Zeit, bis wir all die schönen und auch schmerzhaften Erinnerungen an diesen Menschen für uns geordnet haben und die Entscheidung treffen können, welche bleibenden Erinnerungen an ihn wir behalten wollen.

Gelingt es uns, in Dankbarkeit und mit Wertschätzung an das Vergangene zu denken, gehen wir gestärkt aus diesem Prozess hervor. Ein gesunder Trauerprozess macht uns bescheidener im Hinblick auf die vielleicht zahlreichen Wünsche und Erwartungen, mit denen wir bisher unserem Leben begegnet sind. Wir werden weiser.

»Je schöner und voller die Erinnerung,
desto schwerer ist die Trennung.
Aber die Dankbarkeit verwandelt die Qual der Erinnerung
in eine stille Freude.
Man trägt das vergangene Schöne
nicht wie einen Stachel,
sondern wie ein kostbares Geschenk in sich.«
(Dietrich Bonhoeffer)

Die einzelnen Akupunkte sicher erreichen

Lu 1 (unter dem Schlüsselbein in Verlängerung der Armfalte nach oben)

Kreuzen Sie zum Auffinden dieses Punktes die Arme über der Brust. Führen Sie die Finger der rechten und der linken Hand zum Punkt Lu 1 und geben Sie leichten Druck auf den Punkt. Heben Sie währenddessen, tief einatmend, langsam Ihre Ellbogen in die Waagerechte, und senken Sie sie ausatmend wieder. Dabei entspannt sich die Brustmuskulatur und gibt den Weg zum sicheren Erreichen des Punktes frei.

Sie können mit dem Heben und Senken bei gleichzeitigem Ein- und Ausatmen für einige Atemzüge fortfahren und auf diese Weise den gesamten Meridian aktivieren, die Lungen stärken, den Brustkorb noch mehr entspannen und Kummer loswerden.

Di 10 und **11** (Ellbogen-nah am Unterarm)

Diese beiden Punkte liegen auf der Yang-Seite des Unterarms am Speichen-Rand. Der Punkt **Di 11** liegt direkt am Ellbogen, der Punkt **Di 10** zwei Daumenbreiten entfernt Richtung Hand. Sie können die beiden Punkte leicht finden, wenn Sie den Unterarm gebeugt locker ablegen und die Hand abwechselnd nach innen und außen drehen. Dabei können Sie die Finger der anderen Hand in die frei werdende Muskelrinne sinken lassen.

Di 20 (in Höhe des Unterrandes der Nase)

Günstig ist es, dem rechts- und dem linksseitigen Punkt zugleich mit den Mittelfingern mäßigen Druck zu geben, schräg nach oben zur Nase hin.

3.6 Schwangerschaft und Kinderwunsch

Punkte, die *nicht* angewendet werden sollten

Bei dem Thema, welche Punkte in der Schwangerschaft nicht angewendet werden sollten, gehen wir von der Akupunktur aus. Akupunkteure haben eine Liste mit Akupunkten vor sich, die bei Schwangeren ab einem bestimmten Schwangerschaftsmonat nicht gestochen werden. Die hier aufgelisteten Punkte zu stechen, könnte bewirken, dass die Schwangere ihr Ungeborenes zu früh »loslässt«.

Sicherheitshalber sollten wir uns auch bei der Akupressur an diese Liste halten, auch wenn die Gefahr, dass eine Schwangere ihr Ungeborenes durch Akupressur verliert, nicht so groß ist wie nach Akupunktur dieser Punkte. So gibt Tab. 3.13 alle in der Akupunktur als risikobehaftet bezeichneten Punkte wieder, die in diesem Buch genannt werden.

Tabelle 3.13:
Punkte, die bei Schwangeren **nicht** angewendet werden sollten.
Die Punkte sind in dem Schwangerschaftsmonat aufgeführt,
ab dem sie nicht gedrückt werden sollten.
Sie sind nach Element-Zugehörigkeit geordnet.

Monat	Wasserelement	Holzelement	Feuerelement	Erdelement	Metallelement
1	Bl 60, Bl 67*	Gb 2, Le 1		Mi 2	Di 4
2		Gb 3			
3			KS 8, DE 4		
4					
5				Mi 6	
6					
7					Lu 2
8					Di 2, Di 10
9	Ni 1, Ni 2, Ni 7			Ma 36	

* nach Ton van der Molen

»Intelligenz«-Punkt

Es gibt einen Punkt, der, in der Schwangerschaft mehrmals akupunktiert, dazu helfen kann, dass das werdende Kind später klüger, intelligenter und gesünder wird. Es ist der Punkt **Ni 9**. Er liegt 6 ½ Daumenbreiten oberhalb des Innenknöchels und 2 Daumenbreiten hinter dem inneren Schienbeinrand am inneren Achillessehnenrand (nach Ton van der Molen). Akupressur kann da auch schon einiges bewirken. (Der Punkt ist bekannt als hilfreich bei Wadenkrampf.)

Punkt zur Erfüllung des Wunsches nach einem Kind

In der Akupunktur gibt es einen Punkt, der Frauen mit unerfülltem Kinderwunsch helfen kann: **Gb 25** (Abb. 3.2.2). Der Punkt liegt am Ende der zwölften Rippe, etwa da, wo der Tänzer bei klassischen Tänzen seine Partnerin mit der Hand hält. Auch bei diesem Punkt kann Akupressur helfen. (Der Punkt ist bekannt als unterstützend bei Gallen-Beschwerden.)

Praktische Vorgehensweise

Für ein erfolgreiches Ergebnis beziehen Sie bei der (Selbst-)Behandlung sowohl beim Thema »intelligenter und gesünder« als auch beim Thema »Kinderwunsch« nach Möglichkeit den oder die aufgrund des eingangs beschriebenen Tests gewählten von Grund auf stärkenden Akupunkte (Elemente- oder Quell-/ Lo-Punkte) ein.

4 Auf welche Weise Sie die Punkte am besten erreichen

In diesem und im folgenden Kapitel erfahren Sie die beiden Feinheiten, wie Sie sowohl bei der Selbsthilfe- als auch bei der Akupressur anderer das bestmögliche Ergebnis erzielen können.

Das vorliegende Kapitel beschreibt die erste dieser Feinheiten: Wie Sie Akupressur so ausüben können, dass die Akupunkte sicher angesprochen werden und ihre Wirkung entfalten. Im Einzelnen beschreibt es

- Die Technik der Akupressur,
- wie Sie in Ihren (Selbst-)Behandlungen auf empfindliche und robuste Körperbereiche eingehen können, und
- Ergänzendes zur (Selbst-)Behandlung: von der Vorbereitung bis zur Nachruhe.

4.1 TECHNIK

Sie üben mit Ihren Fingern Druck aus, möglichst zielgenau auf den betrachteten Akupunkt gerichtet, allmählich sich steigernd, und Sie halten diesen Druck idealerweise eine bis drei Minuten lang. Jeder Punkt wird sich etwas anders anfühlen, wenn Sie ihn drücken. Einige Punkte werden Sie als gespannt empfinden, andere mehr als weich und empfindlich.

Zwischen Berührung und »Wohlweh«

Drücken Sie nicht zu stark. Zu starker Druck würde eine Gegenspannung auslösen.

Es geht darum, in Kontakt zu gehen. Die Druckstärke »im Kontakt« kann zwischen einer leichten Berührung und einem »Wohlweh« liegen.

Tiefes Durchatmen verstärkt die Wirkung Ihrer Akupressur.

Mit welchem Finger?

Bei sehr vielen Akupunkten bietet sich der Mittelfinger an, unterstützt vom Zeige- und vom Ringfinger, die mit auf die zu behandelnde Stelle aufgesetzt werden und den Mittelfinger von beiden Seiten unterstützen.

Bei manchen Akupunkten werden Sie lieber den Daumen einsetzen, weil er sehr stark ist (Abb. 4.1.1). Seien Sie aber vorsichtig mit dem Daumendruck. Möglicherweise sind Sie mit dem Daumen nicht so sensibel.

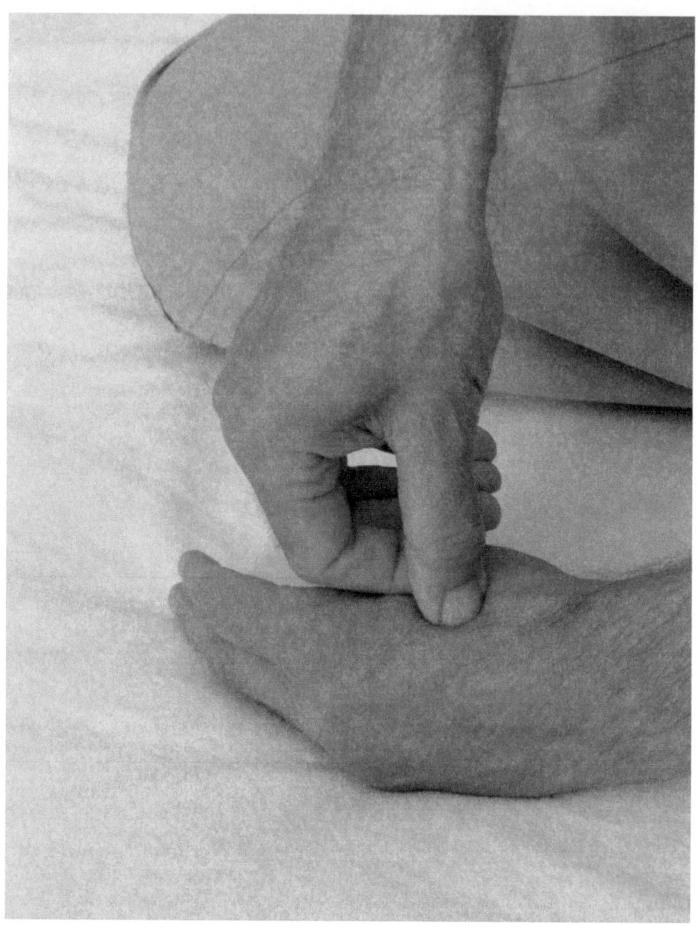

Abb. 4.1.1:
Akupressur-Selbstbehandlung des Punktes Di 4 mit dem Daumen

Schonen Sie Ihre Finger- und Handgelenke! Achten Sie bei der Daumen-Arbeit darauf, dass Ihr Körperbereich zwischen Daumenspitze und Ellbogen eine Gerade oder einen flachen Bogen bildet! Das Gleiche gilt für den Einsatz Ihrer Finger. Auf diese Weise schonen Sie nicht nur die Gelenke der beteiligten Finger nebst Ihrem Handgelenk, sondern so kommt Ihre (Selbst-)Behandlung auch am besten an.

Vermeiden Sie, aus der Schulter heraus zu drücken. Ihre Bewegung sollte vom Becken ausgehen. So kommen Sie weich im betrachteten Akupunkt an und schonen zugleich alle Ihre Gelenke zwischen Beckenboden und Fingerspitzen. Den Unterbauch-Becken-Bereich nennen wir »Hara«. Dieser Begriff stammt aus dem Japanischen. Er beinhaltet, dass dieser Bereich ein Energie-Zentrum ist, wir würden sagen: »Die Kraft kommt aus dem Bauch.« Optimale Akupressur ist also »die Bewegung aus dem Hara direkt in den Punkt«.

Sie können auch mit den Knöcheln der Hand oder dem Handballen Akupressur ausüben, bei einigen Punkten sogar mit den Unterarmen, z.B. bei dem Punkt Gb 21 (Abb. 4.1.2). Schließlich können Sie, wenn Ihr Klient auf dem Rücken liegt, Ihre flachen Hände, die Handflächen nach oben gewandt, einsetzen. Dabei können Sie Ihre Finger beugen, so dass Ihr Klient mit seinem Gewicht auf Ihren Fingerbeeren ruht (Abb. 4.1.3).

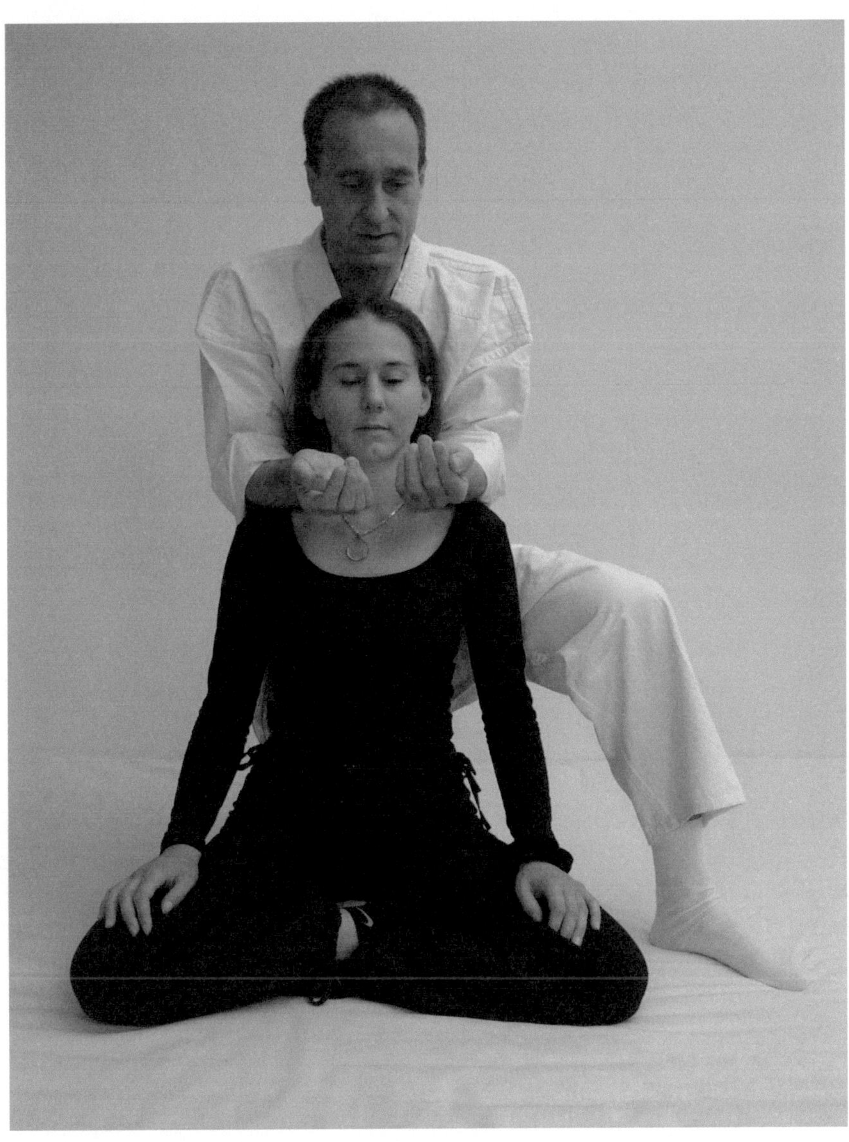

Abb. 4.1.2:
Akupressur des Punktes Gb 21 mit den Unterarmen

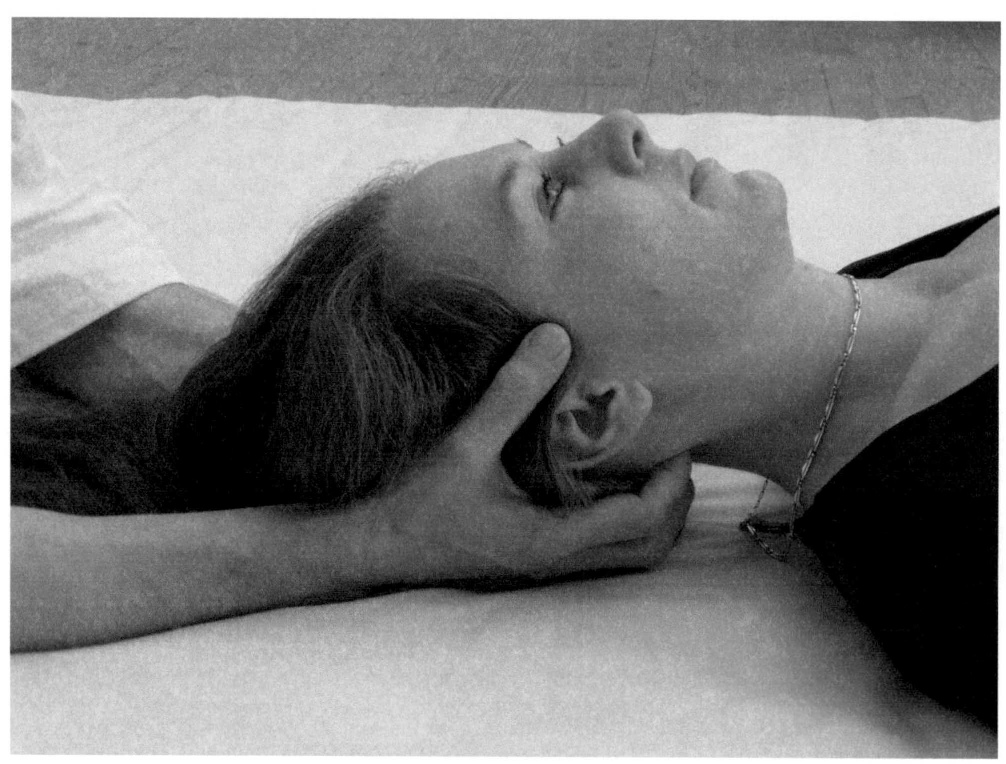

Abb. 4.1.3:
Akupressur des links- und des rechtsseitigen Punktes **Bl 10**
mit den aufgestellten Fingern beider Hände

Wechseln Sie die Techniken! So können Sie Ihre Daumen und Finger entlasten.

Viele Punkte können Sie zur Selbstbehandlung gut mit einem Tennisball oder ähnlichem Hilfsmittel erreichen, z.B. im Schulterbereich die Punkte **Gb 21**, **DE 15** und **Dü 10**, auf dem Rücken die Punkte **Bl 38** (zwischen den Schulterblättern) und **Bl 47** und **Bl 48** (im unteren Rücken), im Bereich des Gesäßes den Punkt **Gb 29** (seitlich) und **Gb 30** (hinter dem großen Rollhügel) und auf dem Oberschenkel den Punkt **Gb 31** (seitlich).

Es versteht sich von selbst, dass Ihre Fingernägel ziemlich kurz geschnitten sein sollten. Mit langen Fingernägeln zu arbeiten und die Gelenke der Finger-Endglieder zu überstrecken, um die Fingernägel dem Klienten oder sich selbst nicht in die Haut zu drücken, würde Ihre Finger-End-Gelenke auf die Dauer überlasten.

In welchem Winkel zur Oberfläche?

Idealerweise wird der Druck senkrecht auf die Körperoberfläche ausgeübt. So erreichen wir jeden Punkt sicher und verschieben nicht die darüber-liegenden Gewebe. Akupunkte liegen nicht direkt an der Körperoberfläche, sondern einen bis mehrere Millimeter darunter. Oberflächennah liegen die Punkte an den Finger- und den Zehen-Endgliedern. Je näher sie dem Körperzentrum sind, desto tiefer liegen sie.

Beide Hände zugleich einsetzen

Wenn immer möglich, setzen wir bei der Akupressur beide Hände ein. Betrachten wir nacheinander, wie wir bei der Selbstbehandlung und bei der Behandlung anderer beide Hände einsetzen können.

Selbstbehandlung

- Die Punkte im **Nacken** und im **Gesicht** lassen sich sehr gut mit den Daumen oder Fingern behandeln, z.B. der Punkt Bl 10 (unterhalb des Schädeldaches). Der Daumen/ Finger der linken Hand liegt auf dem linksseitigen und der der rechten Hand auf dem rechtsseitigen Akupunkt.
- Die Punkte im **Schulterbereich** und auf dem **Rücken** lassen sich sehr gut behandeln, indem man sich auf einen Tennisball (oder einen ähnlichen runden Gegenstand) legt. Dabei nutzt man sein Körpergewicht und lässt die Schulter/ den Rücken an der Stelle des Akupunktes in den Ball hineinsinken, so weit, dass ein »Wohlweh« entsteht. Diese Technik bietet sich auch für Punkte auf dem **Gesäß** an.
- Zur Behandlung der Punkte auf **Brust** und **Bauch** können wir stehend, sitzend oder auf dem Rücken liegend die Daumen oder die Finger einsetzen und die einzelnen Punkte zugleich links und rechts drücken, z.B. den Punkt Mi 16 (unter dem Rippenbogen).
- Unseren **Arm** und unsere **Hand** behandeln wir mit der jeweils anderen Hand.

- An den **Beinen** gibt es Punkte, die in so starker und möglicherweise angespannter Muskulatur liegen, dass es am einfachsten ist, den jeweiligen Punkt mit beiden dicht aneinandergesetzten Daumen zugleich zu drücken, z.B. **Gb 34** (am Wadenbeinköpfchen), **Ma 38** (Schienbein-nah unterhalb des Knies) und **Ma 40** am Unterschenkel mitten zwischen Knie und Fuß).
- An den **Füßen** den links- und den rechtsseitigen Punkt zugleich zu behandeln, ist für die meisten von uns sicher unbequem. Da bietet sich eine andere Kombination an: Wir können zwei Punkte an einem unserer Füße zugleich drücken, z.B. die Punkte **Mi 2** und **Mi 3** (am Zehenballen gelegen) und diese beiden Punkte am anderen Fuß danach drücken.

Behandlung anderer Personen

Am einfachsten ist es, Ihr Klient liegt auf einer Liege. Er kann aber auch auf einer Sofa-Landschaft oder auf dem Boden, ausgestattet mit einem weichen Teppich, liegen.

Welche Möglichkeiten gibt es, die eigenen Hände zu platzieren?

- Wir können jeden Akupunkt zugleich auf dem linksseitigen und dem rechtsseitigen Meridianast halten, z.B den Punkt **Bl 10** am Nacken unter dem Schädeldach (Abb. 4.1.3).

- Die Finger/ Daumen beider Hände liegen auf zwei verschiedenen Akupunkten eines bestimmten Meridianes, z.B. **Di 4** (auf dem Handrücken) und **Di 11** (Ellbogen-nah am Unterarm).

- Eine Hand hält einen so genannten Basispunkt und verweilt dort, während die andere nacheinander mehrere Punkte behandelt. Es lohnt sich, Punkte, die sich als Basispunkte bewährt haben, im Gedächtnis zu haben. Es sind die Rücken-Punkte
  - **Bl 38** (auf dem Rücken zwischen den Schulterblättern),
  - **Bl 47** (auf dem äußeren Strang des Blasenmeridianes in der Nierengegend),
  - **Bl 48** (auf dem äußeren Strang des Blasenmeridianes auf Höhe des Kreuzbeines) und
  - **Dü 10** (am Schultergelenk).

Betrachten Sie bitte die hier genannten Vorgehensweisen als Vorschläge. Die Möglichkeiten, aus welcher Position heraus wir arbeiten und in welcher Reihenfolge wir die Punkte behandeln, sind zahlreich. Wichtig ist, dass wir dabei eine bequeme Haltung haben.

Behandlungsrichtung

Es hat sich eine Richtung des Behandlungsablaufes bewährt: von den Bereichen Kopf und Rumpf hin zu den Armen und Händen oder hin zu den Beinen und Füßen. Abstrakt ausgedrückt: vom Zentrum zur Peripherie. Integrieren Sie die Ihnen wichtigen Punkte in diesen Ablauf. Die umgekehrte Behandlungsrichtung – zum Rumpf und hier insbesondere zum Kopf hin – könnte Kopfschmerzen oder das Gefühl, im Kopf gestaut zu sein, auslösen.

Atmung

Sie können, wenn Sie bei sich oder einer anderen Person einen Akupunkt drücken wollen, ganz natürlich weiteratmen, ohne Ihrem Atem besondere Aufmerksamkeit zu schenken. Das wäre okay. Sie sollten bloß nicht die Luft anhalten. Die damit verbundene Anspannung hätte zur Folge, dass Ihr Daumen/ Ihre Finger nicht genügend in den Akupunkt einsinken könnten.

Es gibt wunderbare Atemtechniken, die Sie bei Ihren (Selbst-)Behandlungen einsetzen können, die aber geübt sein wollen.

Eine wäre die, dass Sie sich Ihr Kreuzbein als ein Fenster vorstellen, durch das Sie einatmen – die ganze Energie aus dem Universum, die Sie brauchen. In Ihrer Vorstellung nimmt der Strom Ihres Ausatmens den Weg über Ihr Herz durch Ihre Arme hindurch in Ihre Hände und weiter zum Akupunkt, den Sie gerade behandeln.

Abschluss der Behandlung

Zum Abschluss einer Behandlung haben sich zwei Vorgehensweisen bewährt.

- Sie streichen Ihrem Klienten, ob er nun auf dem Rücken oder auf dem Bauch liegt, mit beiden Händen langsam in einer fließenden Bewegung über den Kopf, den Rumpf, die Beine bis über die Füße, 3 mal hintereinander.
- Liegt Ihr Klient auf dem Rücken, so können Sie mit der einen Hand (mit der ganzen Handfläche) **Bl 47** (am Rücken in der Nierengegend) halten und mit der anderen beide Großzehen umfassen und auf diese Weise beidseits den Punkt **Le 1** halten. So verbinden Sie den Leber- mit dem Blasenmeridian und geben damit der Leber abschließend die Möglichkeit, Kraft aus dem Kraft-Reservoir des Wasserelementes zu tanken.

4.2 EMPFINDLICHE UND ROBUSTE KÖRPERBEREICHE

Die passende Druckstärke

Jeder Mensch – und auch jeder Körperbereich – braucht in der Akupressur die passende Druckstärke. Eher empfindlich sind bei den meisten Menschen das Gesicht, der Bauch und die Waden, robust hingegen die Schultern, der Rücken und das Gesäß. Starke Muskulatur verlangt meist starken Druck.

Wichtig ist, dass der Druck bei der Akupressur jedes Punktes allmählich aufgebaut wird. Wenn wir uns selbst behandeln, merken wir das natürlich. Wenn wir einen anderen Menschen behandeln und einen Punkt zu forsch drücken, wird der Behandelte in diesem Körperbereich unwillkürlich eine Gegenspannung aufbauen, und der Erfolg bleibt aus.

Auch das Beendigen der Akupressur eines jeden Punktes erfolgt bewusst und behutsam, nicht zu schnell und schon gar nicht abrupt.

Pulsation – ein gutes Zeichen

Sowohl bei der Selbstbehandlung als auch bei der Akupressur anderer kann sich ein willkommenes Phänomen ereignen, wenn auch wahrscheinlich nicht bei der ersten Behandlung und nicht bei jedem Punkt: Sie drücken einen Punkt, geben allmählich mehr Druck, halten ihn für einige Atemzüge – und spüren auf einmal ein Pulsieren in Ihren Tastfingern. Sie nehmen wahr: Ihre Fingerbeeren und ebenso die berührten Körperstellen Ihres Klienten sind einbezogen. Energien fließen.

Dieses Phänomen ist so beeindruckend, dass es ihre Aufmerksamkeit auf sich ziehen wird.

Achten Sie auf die Qualität dieses Pulsierens. Pulsiert es blass oder pochend, dann halten Sie den Punkt länger, bis das Pulsieren seine Balance findet.

Triggerpunkte

Triggerpunkte können mit Akupunkten identisch sein, müssen es aber nicht. Sie sind äußerst druckschmerzempfindlich. Oft sind es umschriebene verhärtete Muskelbereiche, die sich knotenförmig anfühlen.

Bei Druck auf einen Triggerpunkt strahlt der Schmerz charakteristisch in bestimmte Übertragungszonen aus (referred pain). Strahlt er keinen Schmerz aus, handelt sich um einen latenten Triggerpunkt.

Wenn Sie bei sich einen solchen Punkt halten und dabei Schmerz in einem anderen Körperbereich empfinden, heißt das, dass diese beiden Körperbereiche miteinander in Beziehung stehen. Drücken Sie in der (Selbst-)Behandlung Punkte in beiden auf einander bezogenen Körperbereichen, um Blockaden zu lösen.

4.3 Ergänzendes

Vorbereitung

Es ist gut, sich zumindest für die Dauer einiger Atemzüge auf die (Selbst-)Behandlung vorzubereiten. Nehmen Sie die Gedanken wahr, die Ihnen durch den Kopf gehen. Lassen Sie sie kommen. Lassen Sie sie gehen. Sollte sich ein Gedanke penetrant immer wieder melden, fassen Sie, wenn möglich, einen Entschluss, wie Sie mit dem damit verbundenen Thema umgehen wollen, und schreiben Sie diesen Entschluss auf. Ihr Kopf sollte möglichst frei sein.

Wenn Ihre Zeit es zulässt und der Platz dafür da ist, können Sie eine oder mehrere Dehnübungen (s. Kap. 5) anschließen.

Atmosphäre

Der Raum für Ihre (Selbst-)Behandlung sollte so beschaffen sein, dass er zur Entspannung einlädt.

Selbsthilfe-Akupressur auf der Arbeit ist nützlich und zu befürworten. Es sollte dafür eine zehn-minütige Arbeitspause zur Verfügung stehen.

Nicht mit vollem Magen

Praktizieren Sie Selbsthilfe-Akupressur nicht unmittelbar vor oder nach einer Hauptmahlzeit. Zwischen Hauptmahlzeit und ausführlicher, Serien von Punkten umfassender Selbstbehandlung sollte ein Zeitraum von mindestens ein bis zwei Stunden liegen. Der durch die Akupressur angeregte Blut- und Qi-Fluss und die Verdauungsprozesse könnten sich stören und Übelkeit hervorrufen.

Wenn Sie jedoch nur einen oder wenige Punkte drücken, z.B. zur Förderung der Verdauung, sind Sie immer auf der sicheren Seite.

Vermeiden Sie eiskalte Getränke, zumindest in der kalten Jahreszeit. Diese würden generell Ihr Verdauungssystem schwächen und den Nutzen von Akupressur-Behandlungen wie auch anderer Therapien schmälern. Stattdessen wäre heißer Kräutertee, nachdem Sie sich selbst Akupressur gegeben haben oder von jemandem eine Behandlung bekommen haben, empfehlenswert.

Wie oft?

Optimale Ergebnisse erzielen Sie, wenn Sie Ihr Akupressur-Programm täglich durchführen, egal ob es Ihre Zielsetzung ist, sich Ihre Gesundheit zu erhalten oder beschwerdefrei zu werden.

Geht es Ihnen um Freiheit von Beschwerden, und Sie haben dieses Ziel erreicht, sollten Sie Ihre Selbstbehandlung noch für einige Zeit fortsetzen, um einen Rückfall zu vermeiden.

Auch wenn Sie nicht täglich praktizieren können – zwei- bis dreimal wöchentlich ist auch schon effektiv.

Wie lange?

Sie tun schon viel Gutes für Ihre Gesundheit, wenn es Ihnen gelingt, täglich Akupressur auszuüben. Schon drei Minuten können Ihnen helfen. Optimal wären – wenn es Ihnen Ihre Zeit erlaubt – 15 Minuten.

Entspannung nach der Akupressur

Für ein optimales Ergebnis sollten Sie sich nach der Selbstbehandlung einige Minuten Ruhe gönnen. So kann sich der Prozess, dass sich Blockaden lösen, voll entfalten. Insbesondere die Triggerpunkt-Selbstbehandlung verlangt Nachruhe (mindestens fünf Minuten), damit nicht kompensatorisch andere Spannungsmuster aufgebaut werden.

Wenn Sie Klienten Akupressur-Behandlungen geben, waschen Sie sich anschließend Ihre Hände und lassen Sie fließendes Wasser über Ihre Unterarme und Hände laufen. Auf diese Weise machen Sie sich frei für die nächste Aktion in Ihrem Tagesablauf.

5 Wie Sie Ihre Meridiane durch Dehnungen einstimmen können

Dieses Kapitel beschreibt die zweite der beiden Feinheiten, wie Sie das bestmögliche Akupressur-Ergebnis erzielen können: Sie stimmen den Meridian, auf dem der gewählte Akupunkt liegt, durch eine Dehnung auf die darauf folgende Akupressur-Behandlung ein. Sie werden den Punkt daraufhin spielend leicht finden, und er wird schneller ansprechen. Es ist geradezu so, als würden Sie die Straße kennen, und müssten nur noch die Hausnummer finden. Diese Einstimmung ist besonders für Körperbereiche wichtig, deren Muskulatur hart und angespannt ist.

Worum geht es bei diesen Dehnungen?

Sie geben sich so in die Dehnung hinein, dass Sie einen leichten Zug wahrnehmen. Möglicherweise empfinden Sie ein feines Schwingen längs des Meridianverlaufs oder einen Wärmestrom. Es kann sich anfühlen, als würde in dem Körperbereich, der gedehnt wird, etwas in Fluss kommen. Die Chinesen würden sagen, »Qi« (Energie) komme in Bewegung, werde aktiviert.

Diese Empfindung wird bei der Dehnung der einzelnen Meridiane unterschiedlich sein. In jedem Fall spüren Sie es, wenn Sie durch Ihre behutsame Dehnung den gewünschten Meridian »erreicht« haben.

Dehnen Sie sich nicht zu stark. Der Meridian würde sich verschließen, sie würden ihn nicht spüren, und Sie könnten Ihren Bändern, besonders denen an den Knie- und an den Sprunggelenken, schaden.

Dehnen Sie sich so weit, wie es Ihnen angenehm ist, und bleiben Sie für ein paar Atemzüge in dieser Dehnung. Spannung kann sich lösen, fasziale Strukturen können elastischer werden, Bewegungsspielräume können größer werden. Sicher fühlen Sie sich nun mehr mit Ihrem Körper verbunden.

Wie können Sie vorgehen?

Bei allen Meridian-Dehnübungen gehen Sie ausatmend in die Dehnung und verweilen für mehrere Atemzüge in der Dehnung, ganz nach Intuition.

Es steht Ihnen offen, außer demjenigen Meridian, auf dem der Akupunkt liegt, den Sie druckbehandeln wollen, auch noch die anderen oder einige der anderen Meridiane zu dehnen. Das wäre eine sehr gründliche und wirkungsvolle Vorarbeit. Selbst ohne nachfolgende Akupressur-Behandlung sind die Meridian-Dehnübungen wertvoll. Sie beugen Krankheiten vor und sind ein gutes Faszientraining, das Sie elastisch hält.

Wenn Ihnen die hier vorgestellten Meridian-Dehnungen vertraut sind, können Sie sie diagnostisch nutzen: Sie führen alle sechs hintereinander durch. Eine davon wird Ihnen sicherlich nicht so gut von der Hand gehen wie die anderen. Diese würde Ihnen damit anzeigen, dass das betroffene Element nicht in Balance ist und eine Behandlung gut gebrauchen könnte.

Was zeichnet die hier vorgestellten Dehnungen aus?

Diese so genannten »klassischen Dehnungen« – seit Alters her bekannt und vor einigen Jahren detailliert beschrieben (Masunaga, 1999) – zeichnet eine Besonderheit aus, die wir herausstellen wollen. Um diese Besonderheit zu vermitteln, müssen wir vorausschicken: Die zwölf Meridiane – Inhalt dieses Buches – verfügen über Strecken, auf denen serienweise Akupunkte liegen. Darüber hinaus verfügen sie über Strecken, auf denen kein einziger Akupunkt liegt. Diese sind in den Meridian-Bildern der meisten Bücher, auch denen im vorliegenden Buch, nicht eingezeichnet.

Welches ist nun die Besonderheit, die die klassischen Meridian-Dehnungen auszeichnet? Sie erfassen sowohl die Strecken mit als auch die Strecken ohne Akupunkte, die so genannten erweiterten Meridianverläufe. Dies sind bei den Meridianen des Beines die Armverläufe und bei denen des Armes die Verläufe über den Rumpf und über die Beine. So erfassen die klassischen Meridian-Dehnungen den gesamten Körper in voller Länge – eine wunderbare Erfahrung.

5.1 Wasserelement

Die zugehörigen Meridiane sind der Blasen- und der Nierenmeridian.

Um den Blasenmeridian (Abb. 3.1.2) zu dehnen, setzen Sie sich zunächst mit nach vorn ausgestreckten Beinen hin. Die Füße sollten etwa lotrecht nach oben weisen. Drücken Sie die Knie nicht ganz durch. So schonen Sie ihre Bänder und überdehnen sie nicht. Strecken Sie die Arme nach oben über den Kopf und drehen Sie sie so, dass die Handrücken einander zugewandt sind. Beugen Sie sich beim nächsten Ausatmen mit geradem Oberkörper nach vorn (Abb. 5.1.1). Rumpf, Arme und Hände sollten eine Linie bilden. Machen Sie nicht den Rücken krumm, um auf diese Weise mit dem Gesicht dem Boden näher zu kommen.

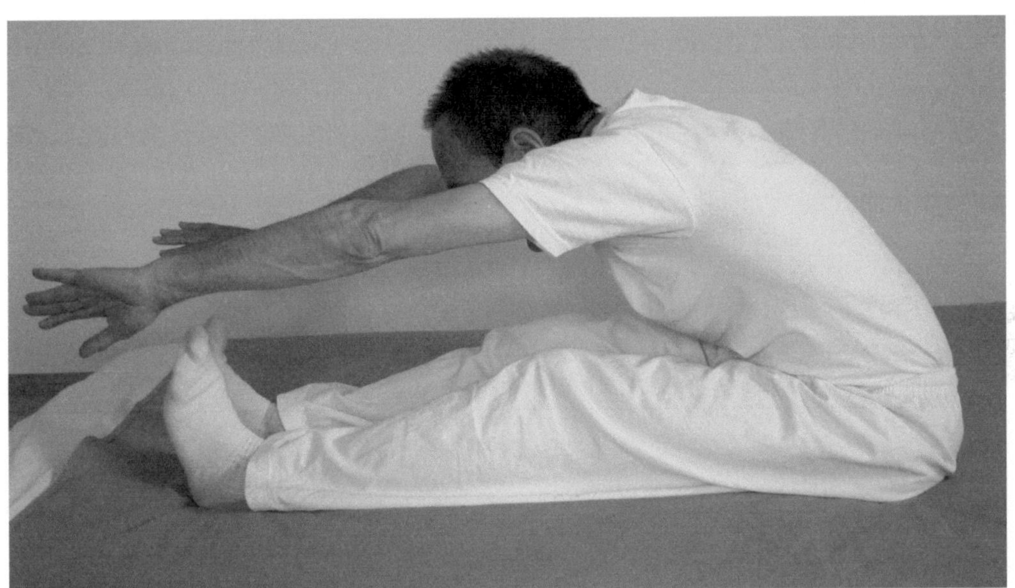

Abb. 5.1.1:
Dehnung des Blasen- und des Nierenmeridians

Bleiben Sie für einige Atemzüge in dieser Position und versuchen Sie jedes Mal, wenn Sie ausatmen, noch ein wenig mehr in der Hüfte einzusinken. Halten Sie Ihren Rücken gerade und ein wenig gestreckt, ohne die Schultern anzuspannen. Richten Sie den Oberkörper ausatmend wieder auf, am besten mit nach vorn gekipptem Becken und rundem Rücken, zum Ausgleich der geraden Rückenhaltung während der Dehnungsphase. Wenn Sie in aufrechter Sitzposition angelangt sind und die Arme nach oben weisen, führen Sie sie in einem großen Bogen zu den Seiten hin und wieder nach unten.

Bei dieser Übung können Sie die Dehnung des Blasenmeridians vom Nacken über den Rücken, das Gesäß, die Oberschenkel-Rückseiten und die Waden bis zu den Füßen spüren, am deutlichsten und zuallererst an den Waden. Sie können die Dehnung auch längs des erweiterten Meridianverlaufs nach Masunaga (1999) an der daumenseitigen Grenzlinie zwischen Arminnen- und Armaußenseite spüren.

Um den Nierenmeridian (Abb. 3.1.6) zu dehnen, machen Sie die Übung noch ein zweites Mal, allerdings mit geänderter Beinposition: Mit etwas nach innen gedrehten Füßen.

Auf diese Weise können sie die Dehnung des Nierenmeridians in seinem gesamten Verlauf spüren, von den Punkten Yu Sen, den »sprudelnden Quellen« (Ni 1) an den Füßen, die Beininnenseiten hinauf, die Leisten überquerend, über den Rumpf bis zu den Schlüsselbeinen und weiter über die Meridianverlängerungen nach Masunaga (1999) über die Arme an der kleinfingerseitigen Grenzlinie zwischen Arminnen- und Armaußenseite bis zu den Händen.

5.2 Holzelement

Die zugehörigen Meridiane sind der Gallenblasen- und der Lebermeridian.

Zur Dehnung des Gallenblasenmeridians (Abb. 3.2.2) sitzen Sie mit ausgestreckten und gegrätschten Beinen auf der Matte, die Knie nicht ganz durchgedrückt. Strecken Sie Oberkörper und Arme nach oben. Verschränken Sie Ihre Hände dabei so, dass Ihre Handflächen nach oben weisen. Dehnen Sie sich aus der Hüfte heraus langsam zur linken Seite längs Ihres linken Beines, als wollten Sie Ihre linke Rumpfseite auf Ihr linkes Bein ablegen. Knicken Sie dabei nicht oberhalb Ihrer Hüfte ab, sondern bilden Sie einen Bogen von Ihrer Hüfte über die rechte Seite Ihres Brustkorbs, Ihren rechten Arm bis hin zu Ihrer rechten Hand (Abb. 5.2.1). Es kommt nicht darauf an, wie weit Sie Ihre Beine grätschen.

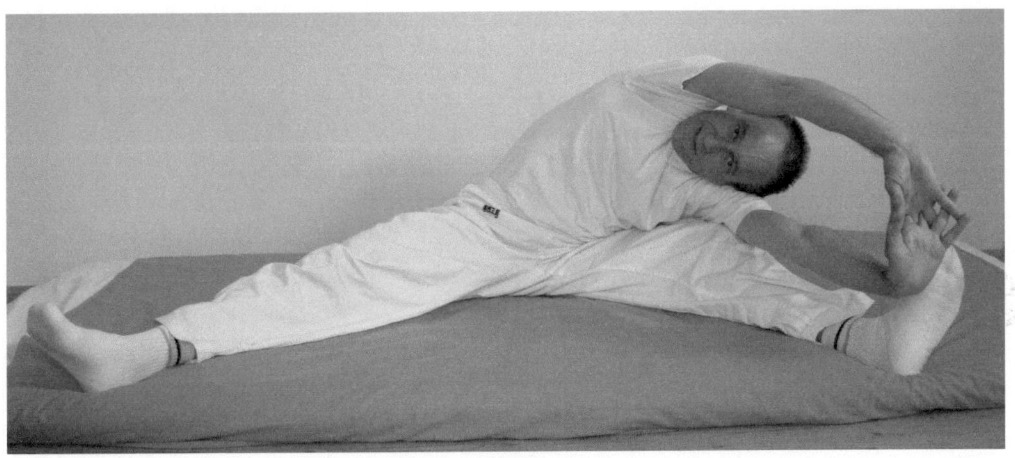

Abb. 5.2.1:
Dehnung des Gallenblasenmeridians

Sie können sich mit Ihrem linken Ellbogen auf Ihrem linken Unterschenkel oder am Boden stützen. Atmen Sie in die gedehnte Seite hinein und bleiben Sie für einige Atemzüge in dieser Position. Kommen Sie mit dem Ausatmen langsam in die Aufrichtung zurück, führen Sie dabei Ihre Arme nach oben, und richten Sie Ihren Oberkörper gerade auf.

Atmen Sie einige Male tief durch und dehnen Sie Ihren Oberkörper zur anderen Seite. Kommen Sie mit dem Ausatmen wieder langsam in die Aufrichtung zurück, führen Sie dabei Ihre Arme nach oben, und richten Sie Ihren Oberkörper gerade auf.

Bei dieser Übung können Sie die Dehnung des Gallenblasenmeridians entlang der Körperseiten und der Bein-Außenseiten deutlich spüren, bei einiger Übung auch längs des erweiterten Verlaufs nach Masunaga an den Arm-Außenseiten.

Zur Dehnung des Lebermeridians (Abb. 3.2.8) strecken Sie Ihren Oberkörper aus der Hüfte heraus nach vorn, so dass die Bein-Innenseiten gedehnt werden (Abb. 5.2.2). Richten Sie Ihren Oberkörper wieder gerade auf, lassen Sie Ihre Arme langsam nach den Seiten hin sinken und führen Sie Ihre Beine wieder zusammen.

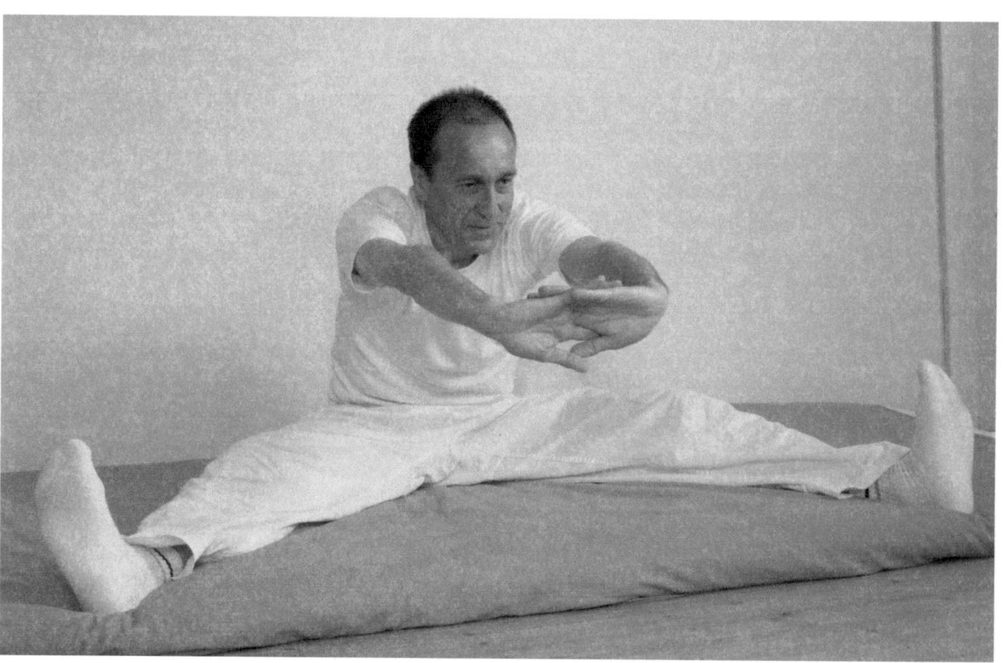

Abb. 5.2.2:
Dehnung des Lebermeridians

Bei dieser Übung können Sie die Dehnung des Lebermeridians entlang der Bein-Innenseiten deutlich spüren, bei einiger Übung auch längs des erweiterten Verlaufs nach Masunaga (1999) an den Arm-Innenseiten.

5.3 Feuerelement

Die zugehörigen Meridiane sind sowohl der Herz- und der Dünndarmmeridian als auch der Kreislauf-Sexus- und der Dreifacher-Erwärmer-Meridian.

Setzen Sie sich zur Dehnung des Herzmeridians (Abb. 3.3.2) und des Dünndarmmeridians (Abb. 3.3.5) mit dem Gesäß auf den Boden und legen Sie die Fußsohlen aneinander. Umfassen Sie die Zehen mit zusammengefalteten Händen von vorn unten und ziehen Sie die Füße möglichst nahe zu sich heran. Beugen Sie sich vor, atmen Sie dabei aus und halten Sie die Oberschenkel dicht am Boden. Ihr Rücken sollte sich möglichst wenig runden (Abb. 5.3.1).

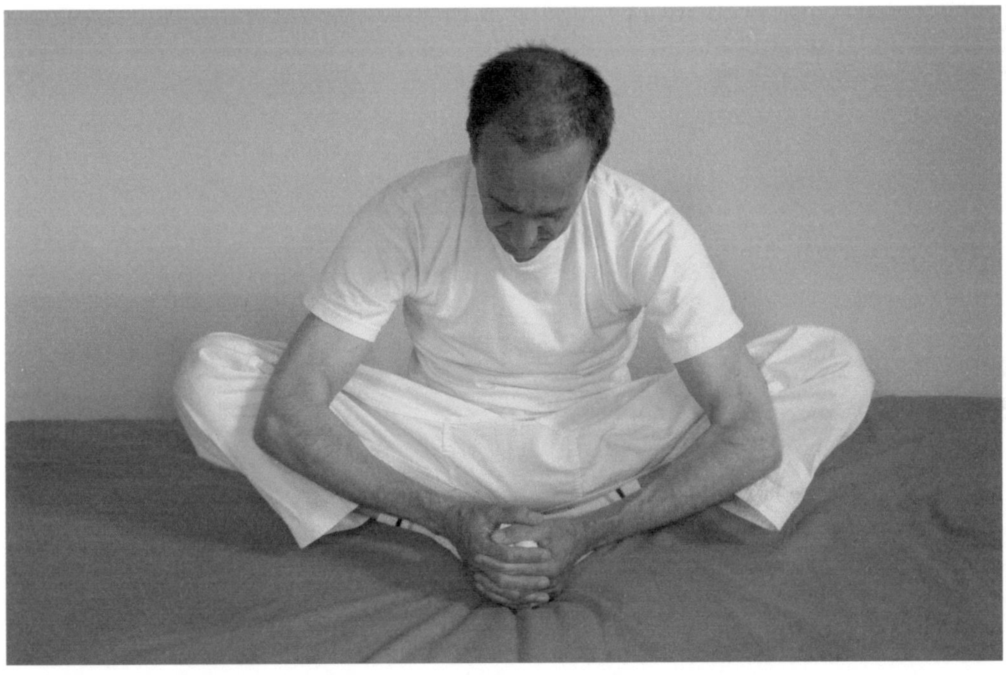

Abb. 5.3.1:
Dehnung des Herz- und des Dünndarmmeridians

Das Spreizen in den Hüftgelenken können Sie dadurch unterstützen, dass Sie in der Vorstellung Ihre Oberschenkel über die Knie hinaus verlängern. Das Beugen des Oberkörpers in der Hüfte können Sie dadurch unterstützen, dass Sie mit den Händen einen leichten Zug nach oben ausüben und dabei in Ihrer Vorstellung die Oberarme über die Ellbogen hinaus verlängern.

Bleiben Sie für einige Atemzüge in der Dehnposition und versuchen Sie, sich bei jedem Ausatmen noch weiter sinken zu lassen. Kommen Sie dann mit dem Ausatmen wieder hoch.

Bei dieser Übung bringt man, wie man in China und Japan sagt, die »fünf Herzen« zusammen: die beiden Fußsohlen, die Handinnenflächen und die Herzregion. Damit ist diese Übung nicht nach außen gerichtet, sondern auf das Zueinanderbringen der »fünf Herzen«.

Bei dieser Übung können Sie eine Dehnung längs des Herzmeridians an den Innenseiten der Arme bis zu den Kleinfingern und eine Dehnung längs des Dünndarmmeridians von den Kleinfingern die Arm-Außenseiten hinauf und über die Schultern den Hals hinauf spüren. Die Dehnung der beiden Meridiane in den erweiterten Verläufen nach Masunaga (1999) können Sie am deutlichsten an den Innenseiten der Oberschenkel spüren.

Setzen Sie sich zur Dehnung des Kreislauf-Sexus- (Abb. 3.3.7) und des Dreifacher-Erwärmer-Meridians (Abb. 3.3.8) in den Schneidersitz. Auch der halbe oder ganze Lotussitz wäre möglich. Überkreuzen Sie die Arme, und umfassen Sie mit den Händen das jeweils gegenüberliegende Knie. Lassen Sie nun mit der Ausatmung den Oberkörper nach vorn unten sinken, ohne den Rücken allzu stark zu krümmen. Lassen Sie Ihre Hände über die Knie gleiten. Verweilen Sie für einige Atemzüge bei ruhiger Atmung in dieser Haltung.

Kommen Sie in den Schneidersitz zurück und machen Sie die Übung ein zweites Mal in leicht abgewandelter Form. Ihre Beine vertauschen ihre Positionen, ebenso Ihre Arme. Ihre Arme liegen dieses Mal so auf den Knien, dass die Handflächen nach oben weisen (Abb.5.3.2).

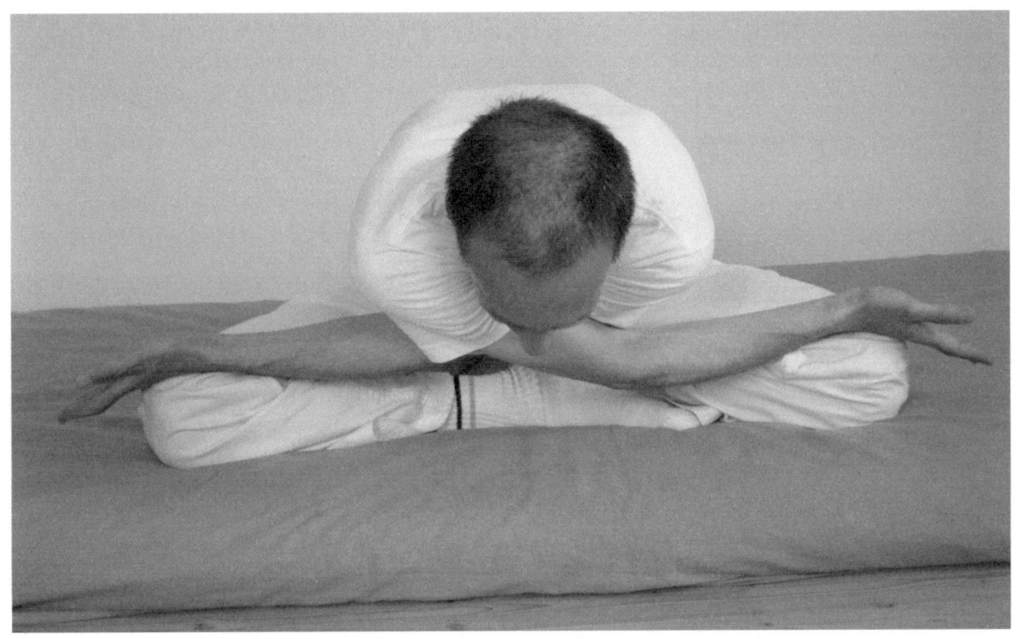

Abb. 5.3.2: Dehnung des Kreislauf-Sexus- und des Dreifacher-Erwärmer-Meridians

Bei dieser Übung können Sie den Kreislauf-Sexus-Meridian an den Arm-Innen- und den Dreifacher-Erwärmer-Meridian an den Arm-Außenseiten spüren, beide am deutlichsten im Bereich der Schultern. Ebenso können Sie längs der erweiterten Meridianverläufe nach Masunaga (1999) den Kreislauf-Sexus-Meridian an den Bein-Innen- und den Dreifacher-Erwärmer-Meridian an den Bein-Außenseiten spüren, beide am deutlichsten im Bereich der Oberschenkel. Hier läuft der Kreislauf-Sexus-Meridian wenige Zentimeter vor dem Lebermeridian, und der Dreifacher-Erwärmer-Meridian wenige Zentimeter vor dem Gallenblasenmeridian.

5.4 Erdelement

Die zugehörigen Meridiane sind der Magen- und der Milzmeridian.

Den Magenmeridian (Abb. 3.4.2) und den Milzmeridian (Abb. 3.4.4) können Sie in drei Intensitätsstufen dehnen. Bei der ersten Intensitätsstufe sollten Sie bleiben, wenn Sie die Dehnung hier bereits deutlich spüren, aber auch, wenn Ihre untere Wirbelsäule empfindlich ist oder wenn Sie die Knie nicht schmerzfrei durchbeugen können. Ansonsten können Sie ausprobieren, welche Intensitätsstufe Ihnen am meisten zusagt.

Setzen Sie sich mit gestreckten Füßen in den Fersensitz. Lehnen Sie sich nach hinten, und stützen Sie sich mit Ihren Händen seitlich von Ihrem Körper ab. Die Ellbogen sollen durchgestreckt sein. Heben Sie Ihr Gesäß beim nächsten Ausatmen an, strecken Sie Bauch- und Brustraum nach vorn, strecken Sie den Hals, und nehmen Sie den Kopf nach hinten, lassen Sie ihn nicht hängen. Auf diese Weise bilden Oberschenkel, Rumpf, Hals und Kopf einen Bogen. Damit ist die erste Intensitätsstufe der Dehnung erreicht (Abb. 5.4.1).

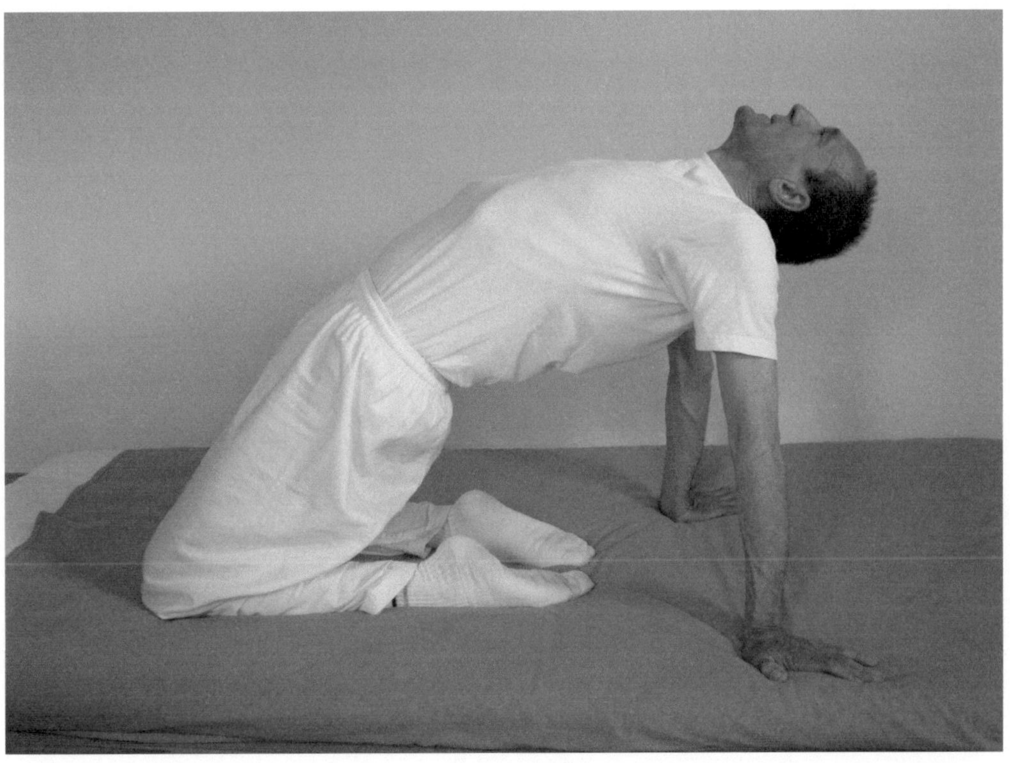

Abb. 5.4.1: Dehnung des Magen- und des Milzmeridians, erste Intensitätsstufe

Wenn Sie in dieser Dehnung die Knie minimal nach innen drücken, spricht der Magenmeridian im Beinverlauf besonders deutlich an. Wenn Sie hingegen die Knie minimal nach außen drücken, spricht der Milzmeridian im Beinverlauf besonders deutlich an.

Wenn Sie eine stärkere Dehnung anschließen möchten, können Sie beim nächsten Ausatmen die Ellbogen beugen und sich auf den Unterarmen abstützen, wodurch sich die Dehnung der Oberschenkelmuskulatur beträchtlich verstärkt. Das ist die zweite Intensitätsstufe der Dehnung.

Wenn Ihr Bewegungsspielraum noch nicht ausgereizt ist, können Sie Ihren Rücken auch ganz auf dem Boden ablegen und eventuell sogar Ihre Arme zur Verstärkung der Dehnung nach oben führen und oberhalb Ihres Kopfes gestreckt auf den Boden legen. Das ist die dritte Intensitätsstufe der Dehnung (Abb. 5.4.2). Wenn Ihre Knie dabei durch die Spannung der Rumpf- und der vorderen Oberschenkelmuskulatur den Bodenkontakt verlieren und nach oben gezogen werden oder wenn Sie allzu sehr ins Hohlkreuz gehen müssen, sind Sie zu weit gegangen. Gehen Sie dann lieber in die zweite Intensitätsstufe der Dehnung zurück.

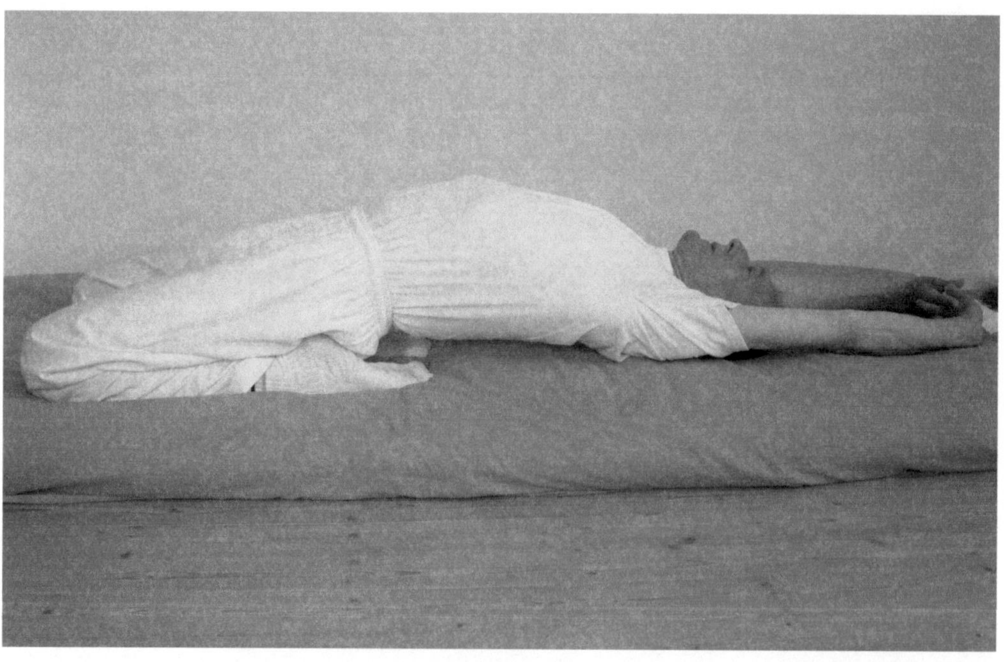

Abb. 5.4.2:
Dehnung des Magen- und des Milzmeridians, dritte Intensitätsstufe

Bleiben Sie einige Atemzüge in der Dehnung und kommen Sie dann mit dem nächsten Ausatmen vorsichtig und eventuell schrittweise, wenn Sie ganz am Boden gelegen haben, wieder in die Sitzposition zurück. Dabei können Sie Ihren Oberkörper seitwärts neigen und drehen, um die untere Wirbelsäule zu schonen. Beugen Sie sich zum Ausgleich der Streckung, unabhängig davon, bis zu welcher Stufe Sie gegangen sind, nach vorn, legen Sie Ihre Stirn auf den Boden ab, und legen Sie auch Ihre Unterarme und Hände in Kopfhöhe auf den Boden ab (Abb. 5.4.3).

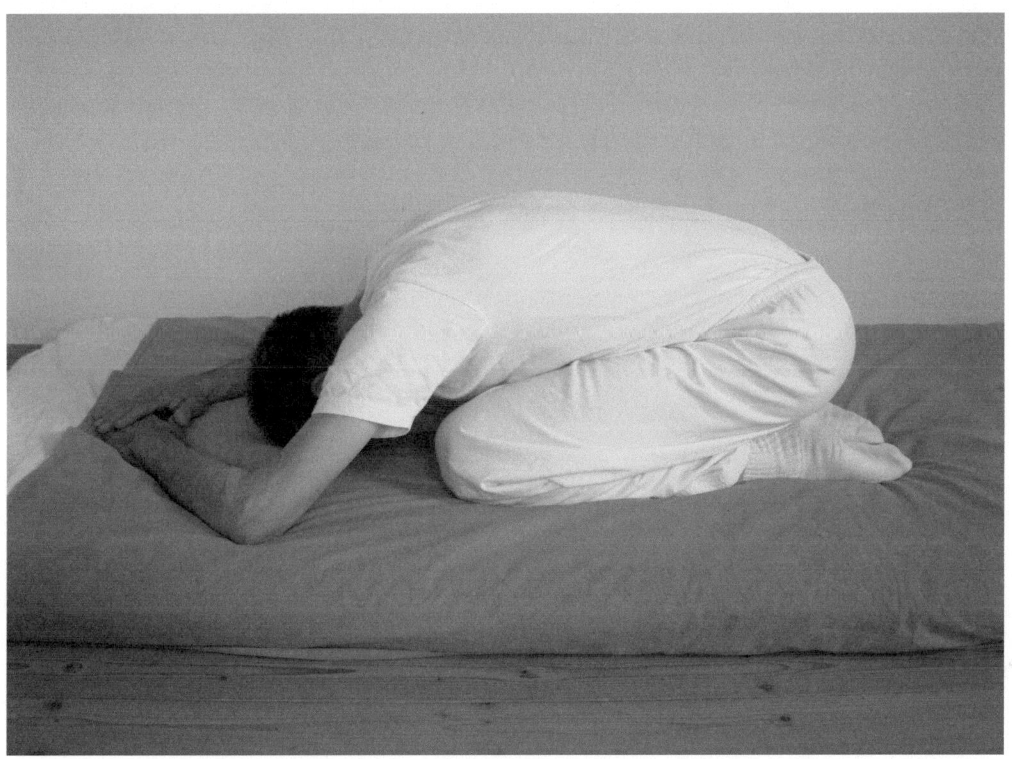

Abb. 5.4.3: Haltung zum Ausgleich nach der Magen- und Milzmeridian-Dehnung

Kommen Sie wieder in den Fersensitz zurück und nehmen Sie wahr, welche Wirkung diese Übung auf Ihre Körperhaltung hat. Wie müde oder wach fühlen Sie sich jetzt?

Bei dieser Übung können Sie die Dehnung längs des Magen- und des Milzmeridians an der Vorderseite der Beine, im Leistenbereich und über den gesamten Rumpf spüren, ebenso die erweiterten Meridianverläufe nach Masunaga (1999): den Magenmeridian an den Arm-Außenseiten bis zum Ringfinger und den Milzmeridian vom Zeigefinger über die Arm-Innenseiten zur Brust.

5.5 METALLELEMENT

Die zugehörigen Meridiane sind der Lungen- und der Dickdarmmeridian.

Stellen Sie sich zur Dehnung des Lungenmeridians (Abb. 3.5.2) und des Dickdarmmeridians (Abb. 3.5.3) aufrecht hin, die Füße parallel ausgerichtet und schulterbreit voneinander entfernt. Beugen Sie leicht die Knie. Sie finden einen stabilen Stand, indem Sie mit Ihrem Körpergewicht einige Male nach links und rechts pendeln und nach vorn und hinten. Verschränken Sie Ihre Daumen hinter Ihrem Rücken, strecken Sie die Zeigefinger und beugen Sie die anderen drei Finger, so dass deren Fingerspitzen Kontakt mit den Handballen finden. Dehnen Sie die Schultern bei gestreckten Armen weit nach außen und hinten.

Bewegen Sie Ihren gestreckten Rumpf ausatmend nach vorn und über die Waagerechte hinaus nach unten. Die Arme sind nach hinten oben gestreckt und weisen am Ende der Bewegung himmelwärts. Die Streckung der Arme reicht bis in die Zeigefinger-Spitzen (Abb. 5.5.1). Nach einigen tiefen Atemzügen richten Sie sich mit gebeugtem Rumpf ausatmend auf. Lösen Sie Ihre Daumen voneinander, und entspannen Sie sich für ein paar Atemzüge.

Wiederholen Sie diese Dehnübung zweimal, das erste Mal mit anders herum verschränkten Daumen, das zweite Mal, indem Sie anstelle der Daumen die übrigen Finger miteinander verschränken. Nehmen Sie schließlich wahr, wie sich diese Übung auf Ihre Atmung, auf Ihre Körperhaltung, besonders den Brustkorb, und auf Ihre Stimmung auswirkt.

Bei dieser Dehnung können Sie den Lungenmeridian von der Brust die Arm-Innenseiten entlang bis zu den Daumen spüren, am besten, wenn Ihre Finger, wie eben beschrieben, verschränkt sind. Den Dickdarmmeridian können Sie von den ausgestreckten Zeigefingern die Arm-Außenseiten entlang und den Hals hinauf spüren. Den erweiterten Verlauf des Lungenmeridians nach Masunaga können Sie knapp außerhalb der Mittellinie der Bein-Rückseite spüren. Er endet an der Fußsohle. Den erweiterten Verlauf des Dickdarmmeridians können Sie an der Bein-Rückseite etwas außerhalb des Verlaufes des Lungenmeridians wahrnehmen.

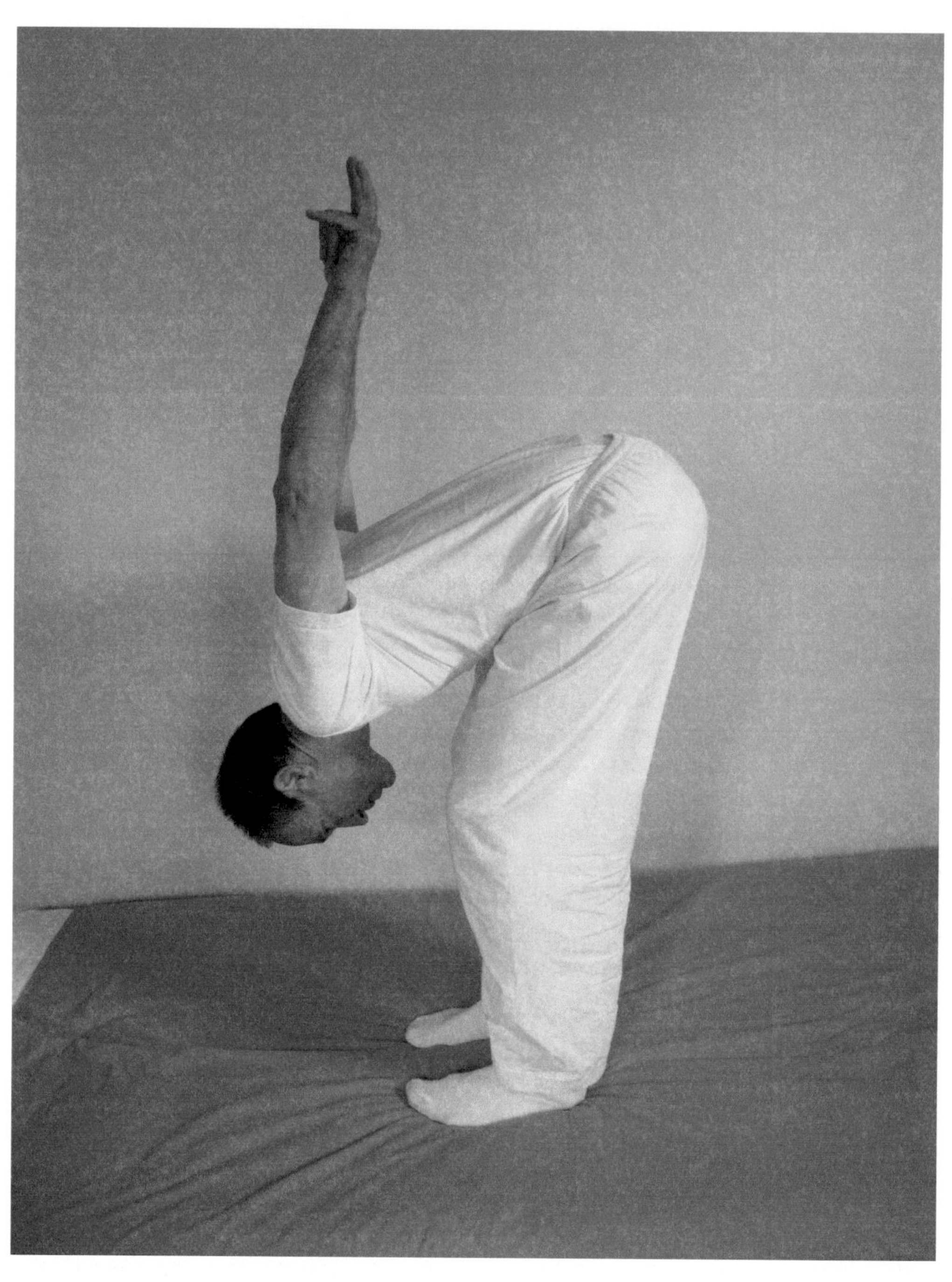

Abb. 5.5.1:
Dehnung des Lungen- und des Dickdarmmeridians

6 Die Meridianuhr nutzen

Um auszuloten, was uns die historische Meridianuhr – die fernöstliche Beschreibung für unsere innere Uhr – in unserer schnelllebigen Zeit zu sagen hat, und ob und wie wir sie hilfreich nutzen können, möchten wir sie erst einmal vorstellen.

Die Meridianuhr beschreibt den Rhythmus, in dem unsere Organe nebst den zugehörigen Meridianen arbeiten

Eine faszinierende Jahrtausende alte Erkenntnis ist die, dass unsere inneren Organe fein abgestimmt aufeinander arbeiten, tagtäglich, im gleichen Rhythmus. Jeweils für zwei Stunden in den 24 Stunden eines vollen Tages hat ein Organ seine Haupt-Aktivität. Es wird den alten Chinesen zugeschrieben, dieses Zwei-Stunden-Muster durch genaue Beobachtung erkannt und als erste praktisch genutzt zu haben. Sicher kennen Sie diese Organuhr (Abb. 6.0.1). Sie wird auch Meridianuhr genannt, aus dem Wissen heraus, dass jedem Organ ein Meridian zugehörig ist und jeweils beide eine Einheit bilden.

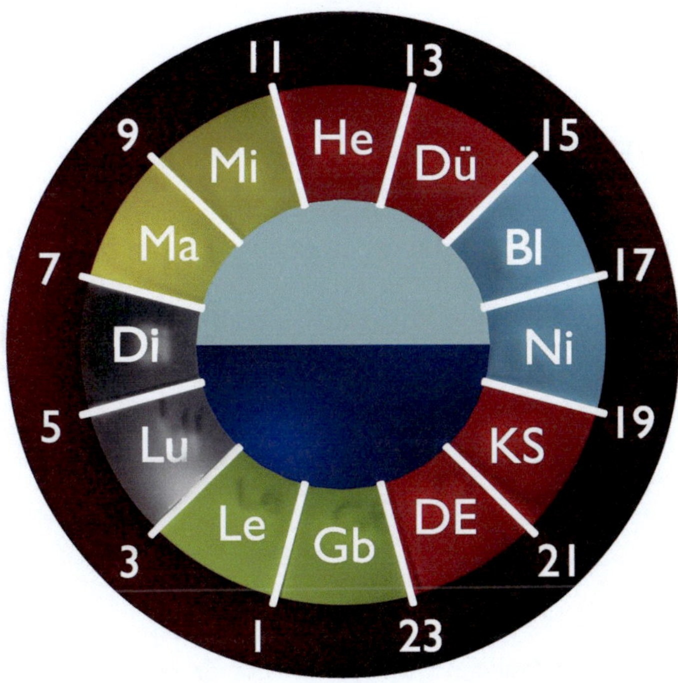

Abb. 6.0.1: Organ-/ Meridianuhr. Die Organe/ Meridiane sind zu ihren »Hoch«-Zeiten eingezeichnet. Der Außenring zeigt die Uhrzeiten. Der Innenkreis zeigt in der oberen Hälfte den Tag und in der unteren Hälfte die Nacht.

Beispiele für den Arbeitsrhythmus unserer Organe

Schauen wir uns einige Beispiele an. Am frühen Morgen (3 bis 5 Uhr) haben die Lungen ihre Haupt-Aktivität. Es ist das Argument der Frühaufsteher, es sei gut, diese als stark bekannte Energie aktiv zu nutzen – früh aufzustehen und »frisch ans Werk« zu gehen. Wir wollen Sie nicht überreden, diesen kosmischen Gegebenheiten zu folgen. Das geht natürlich nur, wenn man ausgeschlafen ist. Aber es hat Vorteile, früh aufzustehen, wenn es möglich ist.

Im nächsten Zwei-Stunden-Fenster hat der Dickdarm seine Haupt-Aktivität – Zeit, ihn zu entleeren. Zwei Stunden später hat der Magen seine »Hoch«-Phase – Zeit für ein gutes Frühstück und das Aufschließen der Nahrung im Magen. Auf diese Weise können Sie auch die übrigen Zwei-Stunden-Fenster lesen.

Es scheint energiegünstig und damit sinnvoll zu sein, unseren Organen zu gestatten, in ihren Haupt-Aktivitätszeiten ihre ihnen eigene Funktion zu erfüllen.

Der Taktgeber ist die Helligkeit des Tages

Der Taktgeber der Arbeit unserer inneren Organe im 24-Stunden-Tag – unserer inneren Uhr – ist die Helligkeit des Tages im Wechsel mit der Dunkelheit der Nacht, wie man damals beobachtete und heute durch Forschung bestätigt hat.

Abb. 6.0.2: (Siehe nächste Seite)
Energie-Kreislauf, die 12 Meridiane umfassend, wie er 1 mal im 24-Stunden-Tag durchlaufen wird. Die Meridiane sind jeweils nur auf einer Körperseite gezeigt und nicht auch auf der gegenüberliegenden, auf der sie spiegelbildsymmetrisch verlaufen. Unten in der Abbildung sind die Haupt-Aktivitätszeit des jeweiligen Meridians und das Element, dem der jeweilige Meridian zugehört, angegeben.

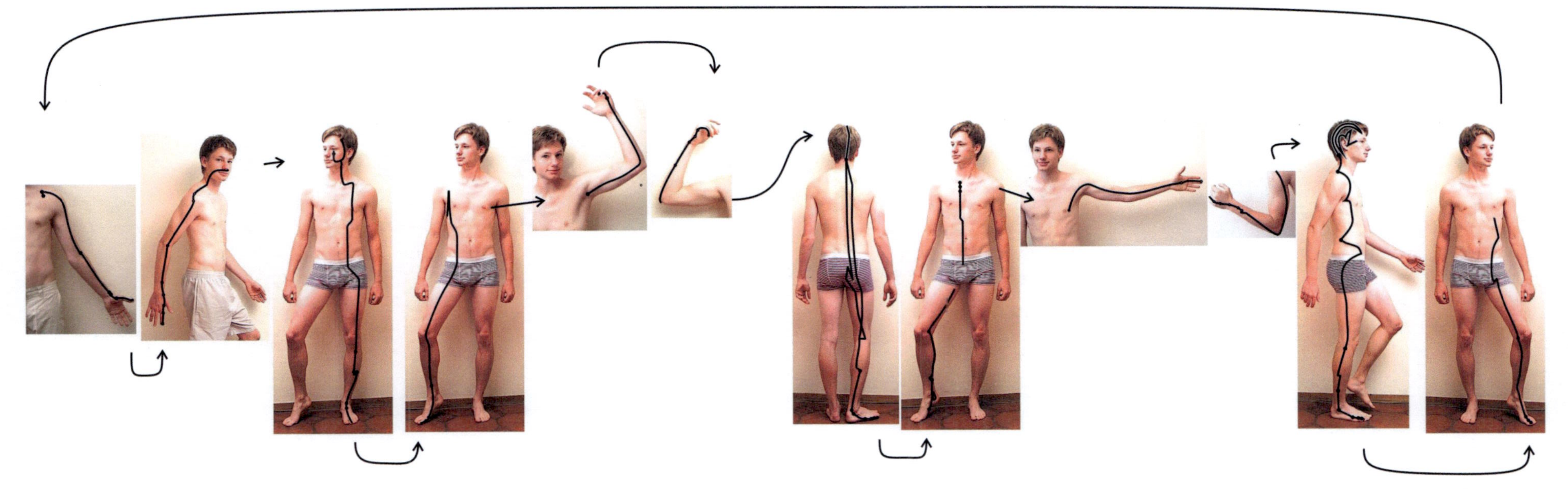

Lu	Di	Ma	Mi	He	Dü	Bl	Ni	KS	DE	Gb	Le
3 - 5	5 - 7	7 - 9	9 - 11	11 - 13	13 - 15	15 - 17	17 - 19	19 - 21	21 - 23	23 - 1	1 - 3
Metallelement		Erdelement		Feuerelement		Wasserelement		Feuerelement		Holzelement	

Lu = Lungen-, Di = Dickdarm-, Ma = Magen-, Mi = Milz-, He = Herz-, Dü = Dünndarm-, Bl = Blasen-, Ni = Nieren-, KS = Kreislauf-Sexus-, DE = Dreifacher-Erwärmer-, Gb = Gallenblasen- und Le = Lebermeridian

Unsere Meridiane bilden in ihrer Gesamtheit einen Energie-Kreislauf

So wie wir die 12 Organsysteme nach ihren Haupt-Aktivitätszeiten in Form einer Organ-«Uhr« ordnen können, so können wir auch die zugehörigen 12 Meridiane in einer Gesamtschau darstellen (Abb. 6.0.2). Betrachten wir ihre Verläufe näher. Nehmen wir den Lungenmeridian als Beispiel. Er verläuft (beidseitig) von der Schulter über den Arm zur Hand. Darauf folgt der Dickdarmmeridian.

Er verläuft von der Hand über den Arm zur Schulter und weiter zum Nacken und ins Gesicht. Wenige Zentimeter von seinem Endpunkt entfernt beginnt der Magenmeridian, und so weiter. Wo ein Meridian endet, beginnt der darauf folgende. Es handelt sich um einen faszinierenden Energie-Kreislauf, der unseren gesamten Körper durchläuft und belebt. Nur in dieser und keiner anderen Reihenfolge bilden die Meridiane einen perfekten Kreislauf.

Der Kreislauf der »Hoch«-Zeiten der einzelnen Organe und der Energie-Kreislauf der Meridiane stimmen überein

Wie der Vergleich der Organuhr mit dem Energie-Kreislauf zeigt, ist die Reihenfolge der »Hoch«-Zeiten der einzelnen Organe und die der einzelnen Meridiane im Energie-Kreislauf dieselbe. Es handelt sich um zwei Betrachtungsweisen desselben Zwölfer-Systems.

Das Lösen einer Blockade in uns belebt den gesamten Energie-Kreislauf

Wir können aus der Betrachtung des Energie-Kreislaufs folgern, dass eine Blockade im Verlauf eines Meridians den gesamten Energie-Kreislauf beeinträchtigt und dass andererseits das Lösen einer Blockade im Verlauf eines Meridians, z.B. durch Akupressur, den gesamten Energie-Kreislauf belebt. Und wir können den Energiefluss von einem Meridian zum nachfolgenden fördern, indem wir den Endpunkt des einen Meridianes (oder einen in der Nähe des Endpunktes liegenden Punkt) und einen Punkt auf dem nächstfolgenden Meridian zugleich halten – eine bewährte und beliebte Vorgehensweise.

Kann uns das Wissen über die Meridianuhr im Zeitalter des Düsenjets helfen?

Wir möchten zwei gesundheitlich relevante Themen der Neuzeit aus dem Blickwinkel des rhythmischen Arbeitens unseres Organ- und Energie-Systems gemeinsam betrachten:

- Langstreckenflüge über mehrere Zeitzonen mit dem zwangsläufig damit verbundenen Jetlag, und
- Schichtarbeit.

Beim Langstreckenflug über mehrere Zeitzonen fliegt die äußere Zeit der inneren Uhr davon. Bei der Schichtarbeit übergehen wir durch künstliche Einteilung der äußeren Zeit unsere innere Uhr. Natürlich fragen wir, wie wir beide – die äußere Zeit und die innere Uhr – möglichst schnell wieder zusammenbringen und gesundheitliche Belastungen abmildern können.

Kann uns dabei unser Wissen über die Meridianuhr helfen?

6.1 Langstreckenflug und Jetlag

Dass Langstreckenflüge über viele Zeitzonen hinweg belastend sind, ist nach über einem halben Jahrhundert des Vielfliegens intensiv untersucht. Die Tipps, mit dem unvermeidlichen Jetlag umzugehen, sind Ihnen sicherlich bekannt. Ein ganz wesentlicher Punkt bei diesen Tipps ist der, sich schon während des Fluges auf die Ortszeit des Zielortes einzustellen. Man stellt seine Armbanduhr um, fühlt sich in die Zeitzone des Ankunftsortes hineinversetzt, ruht oder schläft, soweit es einem gelingt, den Schlafenszeiten des Ankunftsortes entsprechend und richtet sein Essverhalten nach Möglichkeit so ein, dass es der Mahlzeitenfolge am Zielort entspricht. Vielflieger wissen, dass diese Vorgehensweise den Jetlag ein wenig mildert. Aber es geht noch mehr.

Wie können wir den Tag-Nacht-Rhythmus der angeflogenen Zeitzone mit unserer inneren Uhr zusammenbringen?

Indem wir den Tag-Nacht-Rhythmus der angeflogenen Zeitzone, um es einmal in unserer Computersprache auszudrücken, auf unsere Organuhr/innere Uhr aufspielen: durch Akupressur. Wir aktivieren einige unserer Meridiane/Organe im jeweils gewünschten Zeitfenster und stellen unsere innere Uhr auf diese Weise auf die neue Ortszeit ein.

Praktische Vorgehensweise

Nehmen wir ein fiktives Beispiel. Dieter Düse macht das so: Er fliegt öfters von München nach Los Angeles. Abflug 12.00 Uhr. Ankunft 15.15 Uhr Ortszeit. Zeitdifferenz (im Sommer) 9 Stunden. Sobald der Flieger gestartet ist, stellt er seine Armbanduhr 9 Stunden zurück: auf 3 Uhr in der Früh. Das ist nach der Organ-/Meridianuhr der Beginn des Zeitfensters des Lungenmeridians. In diesem Zwei-Stunden-Zeitfenster aktiviert er den Lungenmeridian/die Lungen und »drückt« den Punkt **Lu 9** am Handgelenk der linken und ebenso am Handgelenk der rechten Hand (Abb. 6.1.1). Im nächsten Zwei-Stunden-Zeitfenster aktiviert er den Dickdarmmeridian/den Dickdarm und drückt den Punkt **Di 11**, im darauf folgenden aktiviert er den Magenmeridian/Magen und drückt den Punkt **Ma 36** u.s.w.

Wie oft und wie lange drückt Dieter Düse den jeweiligen Punkt? Ein einziges Mal auf beiden Körperseiten. Dabei verweilt er mit seinem Daumen oder einem anderen Finger 1 bis 3 Minuten auf diesem Punkt. Bei manchen Punkten geht Spannung ab, bei anderen wiederum hat er den Eindruck, hier mangelt es an Energie. Es tut ihm dann richtig gut, wenn dieser Punkt durch seine Behandlung »genährt« wird.

Wenn Dieter Düse das Gefühl hat, dass es seine Sitznachbarn im Flugzeug nicht stört, bindet er seine Punkt-Behandlungen in eine kleine Massage ein. Zur »Lungen-Zeit« z.B. knetet er seinen linken Arm mit der rechten Hand, dem Verlauf des Lungenmeridians folgend. Er setzt auch streichende Massagegriffe und ebenso Daumendruck ein. Auf diese Weise massiert, knetet und drückt er auch den anderen Arm.

So beamt er sich während des Fluges sicher in den Zeittakt seines Zielortes Los Angeles. Dabei muss er nicht jedes Zwei-Stunden-Zeitfenster mit einer Akupressur-Selbstbehandlung bedienen. Er leistet sich schon auch einen mehrstündigen Mittagsschlaf.

Am Zielort angekommen, ist er körperlich fit und geistig präsent. Er führt die Akupressur-Kurzbehandlungen in den folgenden Tagen, wann immer er daran denkt, weiter. Er nutzt den natürlichen Taktgeber seiner inneren Uhr – und hält sich tagsüber einige Stunden draußen im Tageslicht auf. So minimiert er den Jetlag.

Warum helfen gerade diese Punkte?

Diese Punkte sind allesamt Elementepunkte. Das erklärt ihre besondere Wirkkraft. Sie wirken grundlegend unterstützend und bei Krankheit heilend. Ihnen wird seit alten Zeiten eine Sonderstellung eingeräumt. (Ihre Wirkungsweise in ihrer Funktion als Elementepunkt, z.B. als »Erdpunkt« oder als »home point«, wird in Kap. 7 detailliert erklärt.)

Abb. 6.1.1: (siehe nächste Seite)
Organ-/ Meridianuhr, umgeben von Meridianbildern,
mit jeweils dem Best-Punkt zur Anpassung der inneren Uhr

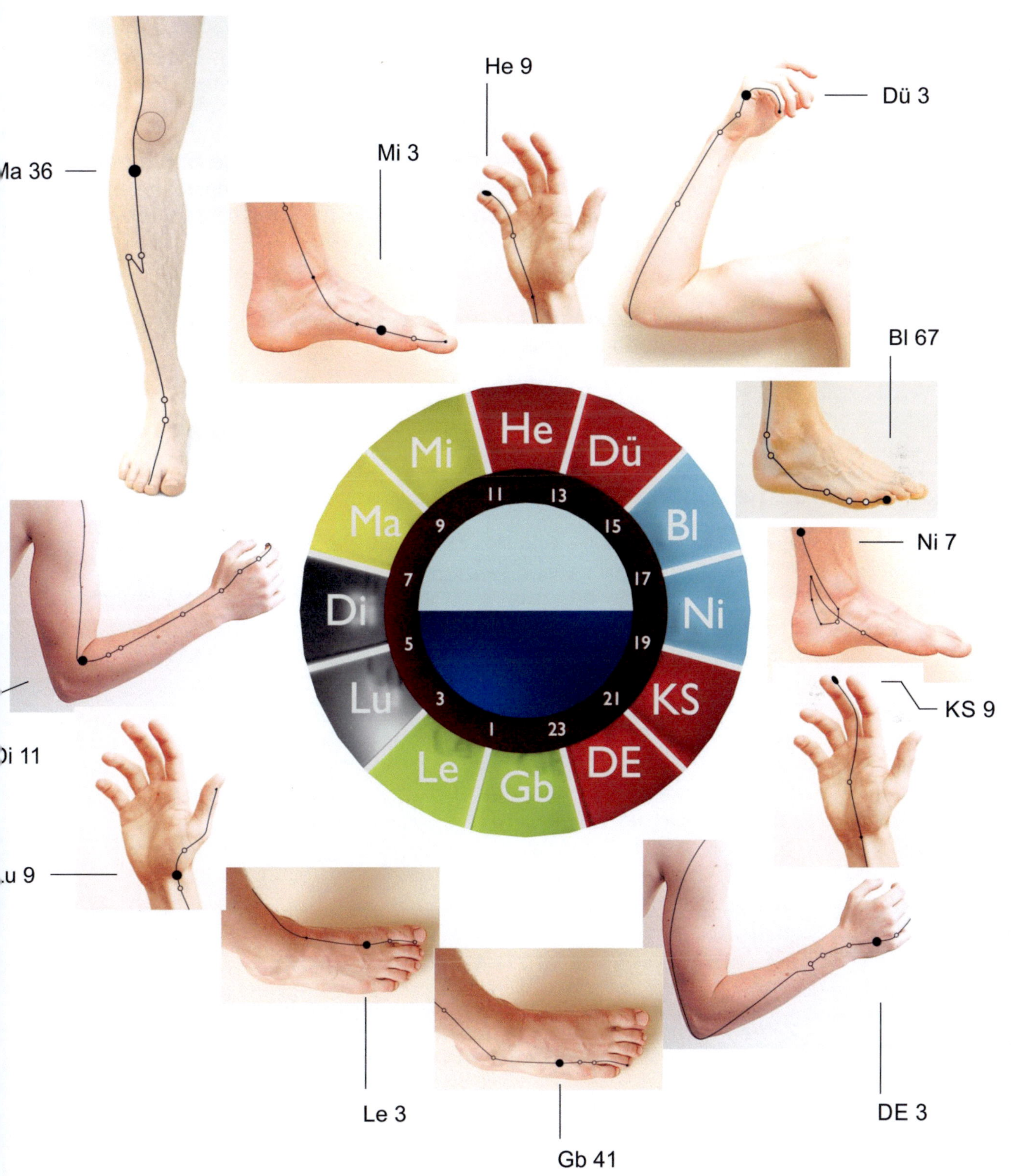

He 9
Dü 3
Mi 3
Ma 36
Bl 67
Ni 7
KS 9
Di 11
Lu 9
Le 3
Gb 41
DE 3
He
Dü
Bl
Ni
KS
DE
Gb
Le
Lu
Di
Ma
Mi
11
13
15
17
19
21
23
1
3
5
7
9

Zudem sind drei von ihnen Quellpunkte. Ein Quellpunkt wirkt, kurz gesagt, stärkend, weil er an der Quelle, d.h. am Anfang des Verbindungsweges zwischen zwei Yin-Yang-Partner-Meridianen sitzt und, durch Ihre Akupressur aktiviert, diesen Verbindungsweg öffnet. So gleicht er die Energie zwischen den beiden Yin-Yang-Partner-Meridianen aus und kräftigt auf diese Weise das angesprochene Element.

Hinzu kommt, dass fünf dieser Punkte Erdpunkte sind und aufgrund dieser Eigenschaft das Erdelement (Kap. 3.4) in uns stärken, d.h. erdend und zentrierend wirken und uns darin unterstützen, uns unser Urvertrauen zu bewahren.

Warum gerade diese Punkte besonders hilfreich sind, ist in Tabelle 6.1 zusammenfassend dargestellt.

Meridian-/ Organ-Aktiv-Zeit	Bester Akupunkt	Stärkend aufgrund Elemente-Verwandtschaft	Erklärung	Stärkend weil Quellpunkt	Erdend weil Erdpunkt
3-5	Lu 9	+	Mutterpunkt	+	+
5-7	Di 11	+	Mutterpunkt		+
7-9	Ma 36	+	Home point		+
9-11	Mi 3	+	Home point	+	+
11-13	He 9	+	Mutterpunkt		
13-15	Dü 3	+	Mutterpunkt		
15-17	Bl 67	+	Mutterpunkt		
17-19	Ni 7	+	Mutterpunkt		
19-21	KS 9	+	Mutterpunkt		
21-23	DE 3	+	Mutterpunkt		
23-1	Gb 41	+	Home point		
1- 3	Le 3		Elementepunkt ohne Verwandtschaftsbeziehung	+	+

Tab. 6.1: Die Best-Punkte in den jeweiligen zweistündigen Zeitfenstern zum Anpassen der inneren Uhr. Zu jedem Punkt ist angegeben, warum er stärkend wirkt.

Gibt es auch eine ganz einfache Methode zur Abmilderung des Jetlag?

Ja, die gibt es: Selbsthilfe-Akupressur der Punkte **Di 4** (an der Hand zwischen Daumen und Zeigefinger) und **Le 3** (am Fußrücken in der Rille zwischen erstem und zweitem Mittelfußknochen). Drücken Sie die Punkte nacheinander, am besten sowohl rechts als auch links, für jeweils etwa 1 Minute, einmalig oder wann immer Sie daran denken, während und nach dem Flug. Dieses Kurzprogramm ist gut für Ihre Fitness, nicht nur bei Langstreckenflügen.

Erklärung:

Der Punkt **Di 4**, zum Metallelement gehörend, stärkt in seiner Funktion als Quellpunkt das Metallelement: Alles loszulassen und auszuscheiden, was wir nicht mehr brauchen und was uns nur belasten würde.

Der Punkt **Le 3**, zum Holzelement gehörend, stärkt in seiner Funktion als Quellpunkt das Holzelement: Sich nicht in Ärger und Stress zu verlieren, sondern kreativ zu sein und tatkräftig zuzupacken.

6.2 SCHICHTARBEIT

Bei der Schichtarbeit fallen ähnlich wie bei einem Flug über mehrere Zeitzonen hinweg die innere Uhr und die äußere Zeit auseinander. Allerdings überfliegen die meisten Menschen nicht allzu oft mehrere Zeitzonen. Schichtarbeit hingegen muss tagtäglich geleistet werden. So stellen sich uns zwei Fragen.

Erstens: Wie können wir uns am besten auf die wechselnden Schlafenszeiten einstellen? Und zweitens: Wie gehen wir mit dieser Dauerbelastung um?

Wie können wir uns am besten auf die wechselnden Schlafenszeiten einstellen?

Zum normalen Rhythmus finden nach der Schichtarbeit

In vielen Betrieben wird 24 Stunden am Tag Arbeit geleistet. Das bedeutet Schichtarbeit. Ein sehr häufiges Modell ist die Abfolge Früh-, Spät-, Nachtschicht, freie Tage. Wer so arbeitet, für den ziehen sich die Tage, während er die Schichten durchläuft, zu späten Uhrzeiten hin in die Länge. Die innere Uhr des Schichtarbeitenden folgt der Zeitverschiebung ohne sein Zutun mit einer Verzögerung von einigen Tagen. Hat der Mitarbeiter die drei Schichten durchlaufen und hat nun einige freie Tage vor sich, kommt die Herausforderung, die innere Uhr wieder zurückzustellen.

Ein fiktives Beispiel: Norbert Nachtigall hat fünf Frühschichten, fünf Spätschichten und fünf Nachtschichten hintereinander gearbeitet. Jetzt hat er fast zwei Wochen frei. Er weiß, dass die Umstellung auf die normale Zeit eine physische und psychische Herausforderung ist. Er möchte nicht zu denen gehören, die in dieser Situation in der Nacht schlecht schlafen und tagsüber auf dem Sofa liegen und nichts dafür tun, dass ihre innere Uhr zum natürlichen Tag-Nacht-Rhythmus zurückfindet.

So stellt er erfolgreich seine innere Uhr auf »normal« zurück: Nach der letzten Nachtschicht schläft er, bis er von allein aufwacht. Das ist meist zwischen 11 und 12 Uhr. Nach der Morgentoilette schaut er auf die Meridianuhr. Er sieht: Er ist mitten im Zeitfenster des Herzens, dem Zeitfenster also, in dem das Herz seine »Hoch«-Zeit hat. Er behandelt sich selbst mit Akupressur. Nach ein paar vorbereitenden Massagegriffen drückt er bei sich mit Gefühl den Punkt **He 9** (Abb. 6.1.1), erst an der einen und dann an der anderen Hand. Damit gibt er sich selbst die Botschaft, physisch und psychisch mit dem natürlichen Tag-Nacht-Rhythmus mitzuschwingen, er »tunt« seine eigene innere Uhr auf die äußere Zeit ein.

Diese Selbstbehandlung gönnt er sich an diesem und am folgenden Tag mehrmals, mindestens 3 mal. Er könnte z.B. an diesem Tag noch gegen 16 Uhr, also mitten in der »Blasen«-Zeit, den Punkt **Bl 67** drücken. Und gegen 20 Uhr, der Zeit des Kreislauf-Sexus, den Punkt **KS 9**. Außerdem nutzt er konsequent den natürlichen Taktgeber seiner inneren Uhr: Er hält sich den Tag über einige Stunden draußen im Tageslicht auf.

Norbert Nachtigall sagt, das Zurückstellen der inneren Uhr klappt gut, wenn er die Akupressur-Selbstbehandlung konsequent durchführt und sie nicht vergisst. Und er hat besonderes Glück. Manchmal massiert ihn seine Frau und drückt ihm die Punkte.

Schicht arbeiten im Einklang mit der inneren Uhr

Norbert Nachtigall setzt Akupressur nach der Meridianuhr auch während seiner Arbeitsphasen ein, z.B. beim Wechsel von der Früh- auf die Spätschicht. Der Tag des Wechsels ist für ihn 2 Stunden länger. Da drückt er bei sich den jeweiligen Akupunkt einfach 2 Stunden später als auf der Meridianuhr angegeben und stellt auf diese Weise seine innere Uhr um. Er sagt, so minimiere er Müdigkeitsphasen während der Arbeit, was sich besonders in der Nachtschicht positiv bemerkbar mache.

Wie gehen wir mit dieser Dauerbelastung um?

Die meisten Menschen können diese Dauerbelastung in jungen Jahren ganz gut wegstecken. Wie die Erfahrung zeigt, machen sich allerdings mit zunehmendem Alter und zunehmender Dauer der Belastung Schwächen in einem der fünf Elemente bemerkbar. Dem kann man entgegenwirken: mit dem in diesem Buch beschriebenen Test der Energie-Balance und darauf bezogener Selbsthilfe-Akupressur. Auch mit zusätzlichen Akupunktur-Behandlungen.

Auf diese Weise kann man Schichtarbeit länger meistern. Über allem müssen wir uns aber im Klaren darüber sein, dass wir nicht dafür gemacht sind.

6.3 Diagnostischer Hinweis bei chronischen Beschwerden

Die Organuhr kommt nicht nur bei den Themen »Langstreckenflug« und »Schichtarbeit« ins Spiel, sondern auch, wenn wir krank sind oder chronische Beschwerden haben. Wenn wir krank sind, kann uns auffallen, dass es uns zu einer bestimmten Zeit im 24-Stunden-Tag besonders schlecht geht. Wir schauen, welches Organ zu dieser Zeit gerade seine Aktiv-Phase hat. Dies ist das Organ, das schwach ist und das als die Ursache der Krankheit anzusehen ist.

Dieser Zusammenhang wird besonders deutlich bei bestimmten chronischen Beschwerden. Als Beispiele seien eine Belastung der Leber und Unterfunkton der Schilddrüse genannt.

Leber-Belastung

Menschen mit einer Leber-Belastung wachen nachts oft zur Aktiv-Zeit der Leber auf, also zwischen 1 und 3 Uhr.

Schilddrüsen-Unterfunktion

Menschen mit einer Schilddrüsen-Unterfunktion neigen dazu, gegen 21 Uhr sehr müde zu werden. Die Zeit zwischen 21 und 23 Uhr ist dem Dreifachen Erwärmer zugeordnet, zu dem in allererster Linie die Schilddrüse gehört, die alle übrigen Hormondrüsen steuert.

Wie können wir die Schilddrüse stärken? Hier ein Beispiel. Es ist fiktiv. Doch es steht für viele Menschen in unserer Gesellschaft. Frauen sind besonders häufig betroffen.

Petra Power hat zwei Kinder, ist alleinerziehend, und sie ist voll berufstätig. In den letzten Jahren hatte sie eher zu hohe Schilddrüsenwerte. Jetzt ist sie in die Wechseljahre gekommen. Ihre Schilddrüsenwerte sind zu niedrig.

Abends nach 21 Uhr ist sie so müde, dass sie auf dem Sofa einschläft. Sie ist in professioneller Behandlung. Zudem ist es ihr wichtig, ihre Schilddrüsenaktivität von Grund auf zu unterstützen. Sie wendet Selbsthilfe-Akupressur des Elementepunktes **DE 3** an, der unterstützend auf die Schilddrüse wirkt (Tab. 3.8).

Seitdem ist sie abends weniger müde – es geht ihr deutlich besser als mit den Medikamenten allein.

7 Elementepunkte – aufgrund einer Beziehung wirksam

Nachdem Sie sich in den vorigen Kapiteln mit mehreren, vielleicht sogar vielen Akupunkten, vertraut gemacht und praktische Erfahrung gesammelt haben, möchten Sie sicherlich wissen, nach welcher Logik die Fünf-Elemente-Akupressur funktioniert. Gibt es Zusammenhänge, eine sinnvolle Ordnung oder sogar Gesetze, nach denen die Akupunkte wirken? Ja, es gibt sie. Und wir möchten sie Ihnen in diesem und in den beiden folgenden Kapiteln näherbringen.

Dabei müssen wir die drei großen Punkte-Gruppen der Fünf-Elemente-Akupressur jeweils gesondert betrachten. Es sind dies

- die Elementepunkte,
- die Quell- und die Lo-Punkte und
- die symptomatischen Punkte.

Starten wir mit der Gruppe der Elementepunkte und widmen wir uns ihrem »Beziehungs«-Thema: Der Beziehung, aufgrund derer sie ihre Wirksamkeit entfalten. Dazu müssen wir wissen, woher sie überhaupt stammen. Natürlich von den fünf Elementen – und deren Beziehungen miteinander. Wir müssen uns also mit den Beziehungen der fünf Elemente miteinander beschäftigen, um das »Beziehungs«-Thema der aus ihnen hervorgehenden einzelnen Elementepunkte beleuchten zu können.

7.1 Ihre Herkunft – die fünf Elemente

Die Herkunft der Elementepunkte – das sind, wie der Name schon sagt, die uns bekannten fünf Elemente. Diese fünf Elemente, die wir bisher, jedes für sich, betrachtet haben, bilden ein Beziehungsgefüge. Ein Element kann einige der anderen Elemente beeinflussen und umgekehrt von einigen der anderen beeinflusst werden. Es kann ein anderes Element unterstützen, es kann es entlasten, es kann es aber auch kontrollieren.

Die einzelnen Elementepunkte können gar nicht anders als ihrer Herkunft gemäß – gebunden an das Beziehungsgefüge des Elementes, dem sie entstammen – zu agieren. Schauen wir uns also ihre Herkunft, die fünf Elemente, genauer an:

- wie sie aufeinander folgen, und
- welche Beziehungen sie miteinander haben.

Wie folgen die Elemente aufeinander?

Greifen wir zu dieser Frage auf ein in der Literatur bekanntes Bild zurück: den Zyklus der Jahreszeiten.

Zyklus der Jahreszeiten

In diesem Bild (Abb. 7.1.1) hat der Jahreszyklus fünf Jahreszeiten: Winter, Frühling, Sommer, Spätsommer und Herbst. Es leuchtet uns sofort ein, dass die Reihenfolge der Jahreszeiten nicht beliebig ist, sondern dem Jahreslauf entsprechend gegeben ist.

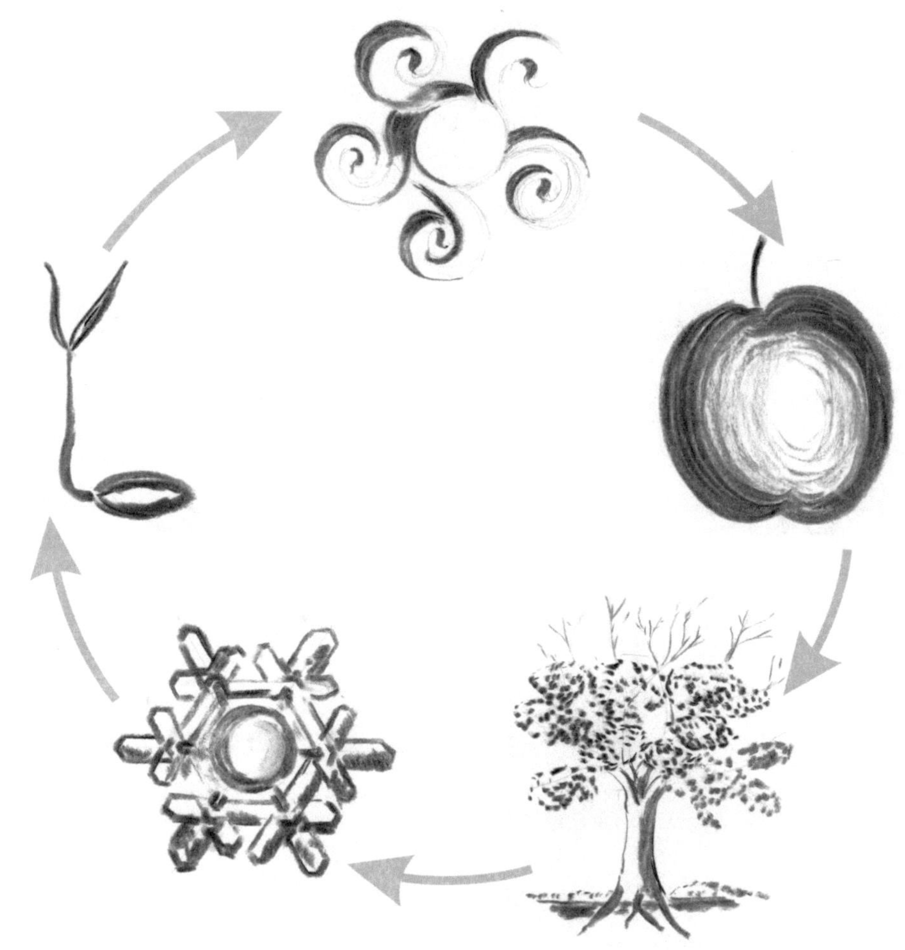

Abb. 7.1.1: Zyklus der Jahreszeiten. Die Jahreszeiten, in diesem Zusammenhang fünf an der Zahl, nämlich Winter, Frühling, Sommer, Spätsommer und Herbst, sind symbolisch dargestellt als Eiskristall, keimender Spross, strahlende Sonne, reifer Apfel und Baum, der sein Blattkleid verliert. Die Pfeile deuten die Richtung an, in der die Jahreszeiten aufeinander folgen.

Zyklus der Elemente

Auch die fünf Elemente bilden einen Zyklus mit feststehender Reihenfolge (Abb. 7.1.2). Dieser Zusammenhang wird oft als »Gesetz der fünf Elemente« bezeichnet.

Den Zyklus der Elemente mit dem Zyklus der Jahreszeiten zu vergleichen, ist, so meinen wir, hilfreich. Ein Unterschied sollte uns jedoch klar sein: Bei den Jahreszeiten handelt es sich um eine zeitliche Abfolge, bei den Elementen hingegen um Positionen in einem Beziehungsgefüge gleichzeitig agierender Kräfte.

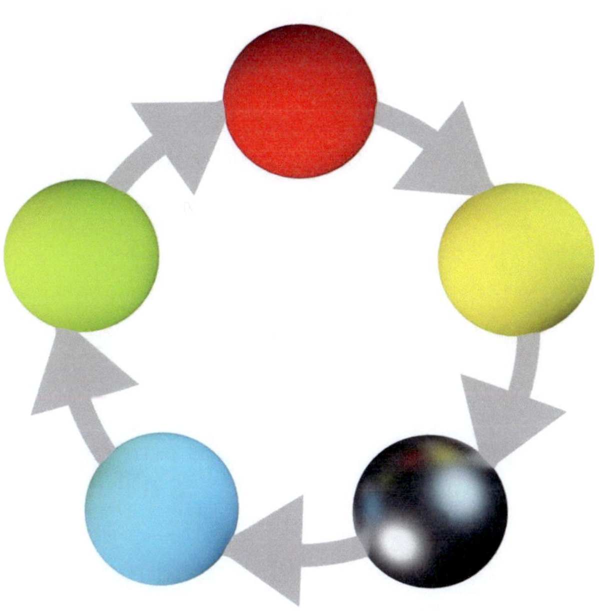

Abb. 7.1.2: Zyklus der Elemente. Das Wasserelement ist blau, das Holzelement grün, das Feuerelement rot, das Erdelement gelb und das Metallelement metallisch-grau dargestellt. Die Pfeile deuten die Richtung an, in der ein Element auf das andere folgt.

Welche Beziehungen haben die Elemente miteinander?

Dass die Elemente fünf an der Zahl sind, dass ihre Reihenfolge gegeben ist und dass sie zyklisch angeordnet sind, haben wir uns mit dem Bild der Abfolge der Jahreszeiten im Jahreszyklus vor Augen geführt. Zur Beschreibung, welche Beziehungen die Elemente miteinander haben, hilft uns ein weiteres Bild: das Bild der Beziehung zwischen nahen Verwandten. Hierbei spielen für uns folgende Beziehungen eine Rolle:

- Mutter zur Tochter/ zum Sohn,
- Tochter/ Sohn zur Mutter und
- Großmutter zum Enkel.

Der Einfachheit halber werden ab jetzt durchgehend die weiblichen Personen genannt, es könnten ebensogut die männlichen sein.

Jedes Element kann sich wie eine Großmutter, eine Mutter oder eine Tochter verhalten. Mit der Großmutter-, Mutter- und Tochter-Beziehung verbinden wir Verhaltensweisen, die eine Merkhilfe darstellen sollen, um später die Wirkung der einzelnen Elementepunkte beschreiben zu können.

Mutter zur Tochter

Für die fünf Elemente gilt immer, dass die Mutter ihr Kind – in unserem Beispiel ihre Tochter – unterstützt, es nährt, ihm hilft und ihm ihre Liebe zuteil werden lässt.

Jedes Element kann die Rolle der Mutter einnehmen. In dieser Rolle würde es stets das folgende Element unterstützen. Da es fünf Elemente gibt, sind fünf Szenarien vorstellbar. Betrachten wir z.B. das Feuer- und das Erdelement für sich, dann ist das Feuerelement die Mutter des Erdelements. Wir können sagen: Das Feuerelement unterstützt das Erdelement. Und so können wir den ganzen Zyklus durchgehen. Ein Element unterstützt jeweils das folgende. So betrachtet, könnte man von einem Zyklus der Unterstützer sprechen. Oder von einem »Unterstützungszyklus« (Abb. 7.1.3 A). Dieser Begriff ist in die Literatur eingegangen.

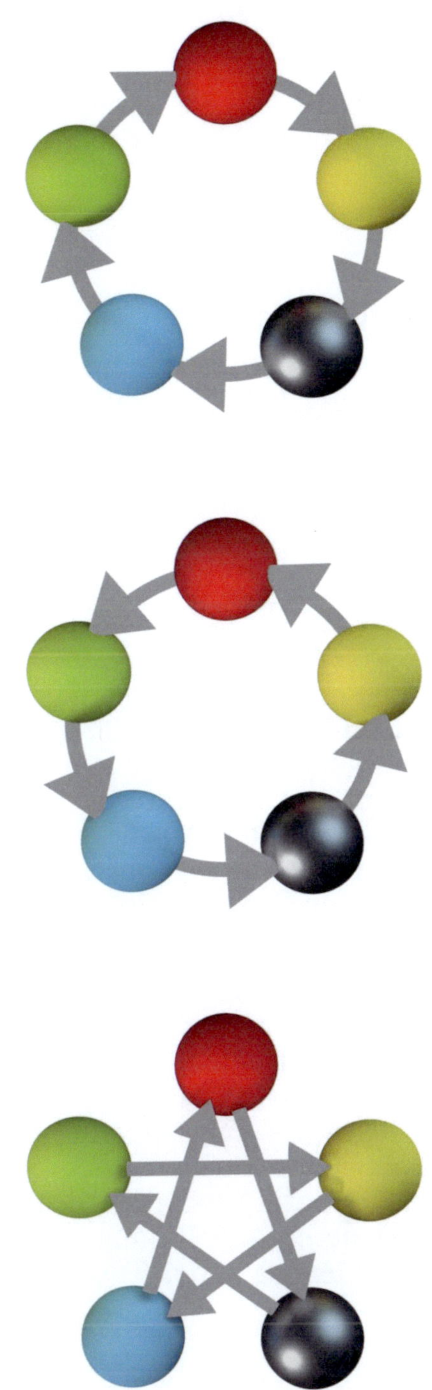

Abb. 7.1.3: Die für uns wichtigen Fünf-Elemente-Zyklen
A Unterstützungszyklus. Ein Element unterstützt jeweils das folgende.
B Entlastungszyklus. Ein Element entlastet jeweils das vorhergehende.
C Kontrollzyklus. Ein Element kontrolliert jeweils das übernächste.

Tochter zur Mutter

Unter den fünf Elementen ist die jeweilige Beziehung der Tochter zur Mutter immer die, dass die Tochter die Mutter entlastet, so dass die Mutter sich entspannen kann. Wenn sich die Tochter unerwünscht in die Angelegenheiten der Mutter einmischt, kostet das die Mutter unnötigerweise Energie. Dann entzieht die Tochter der Mutter Energie. Dass die Tochter aktiv wird, macht also nur dann Sinn, wenn die Mutter überfordert und angespannt ist.

Jedes Element kann die Rolle der Tochter einnehmen und so das vorige Element entlasten (Abb. 7.1.3 B).

Großmutter zum Enkel

Bei den Elementen ist die Beziehung der Großmutter zum Enkel, zum übernächsten Element also, immer die, dass die Großmutter bei ihrem Enkel kontrollierend eingreift, so dass ein Krankheitsgeschehen unter Kontrolle gebracht werden kann. Wenn die Mutter nicht für ihr Kind sorgen kann und es erkrankt, ist es sinnvoll, wenn die Großmutter eingreift. Solange die Mutter ihr Kind selber unterstützen kann, ist es unnötig und kann sogar schaden, wenn die Großmutter zu viel Kontrolle über ihren Enkel ausübt.

Genauso wie jedes Element mal die Rolle der Mutter oder der Tochter einnehmen kann, so kann es auch die Rolle der Großmutter einnehmen (Abb. 7.1.3 C). Dieser Zusammenhang wird in der Literatur »Kontrollzyklus« genannt. Elementepunkte, die ihre Wirkung nach der Großmutter-Enkel-Beziehung entfalten, werden wir nur dann druckbehandeln, wenn das Eingreifen der Großmutter sinnvoll ist. Es gibt in der gesamten Fünf-Elemente-Akupressur (ebenso wie in der Fünf-Elemente-Akupunktur) lediglich drei Punkte dieser Kategorie (Lu 10, Di 5, DE 2), deren Anwendung sinnvoll ist. Diese drei Punkte finden Sie samt Erläuterung in den Tabellen (Kap. 3).

7.2 Ihre Wirkungsweise

Nachdem wir nun genauer betrachtet haben, welche Beziehungen die fünf Elemente miteinander haben, können wir uns den aus ihnen hervorgehenden Punkten – den Elementepunkten – widmen. Wir möchten sie Ihnen zunächst einmal steckbriefartig vorstellen.

Steckbrief der Elementepunkte

Die Elementepunkte treten als Punkte-Serien in Erscheinung. Jeder Meridian verfügt über eine solche Punkte-Serie. Die Elementepunkte einer jeden Punkte-Serie sind individuell zu betrachten. Sie haben, jeder für sich, einen besonderen Charakter. Jeder für sich ist von einem der fünf Elemente geprägt, man könnte auch sagen »gefärbt«, und wird nach dem jeweiligen Element, dessen Farbe er trägt, benannt. So gibt es Wasser-, Holz-, Feuer-, Erd- und Metallpunkte. Jeder Meridian verfügt über je einen solchen Punkt. Jetzt wird verständlich, warum die Elementepunkte in den Punkte-Tabellen und den Meridian-Bildern farbig dargestellt sind.

Wie die einzelnen Elementepunkte wirken, lässt sich am einfachsten an Beispielen erläutern. Ziehen wir dazu die ersten drei Elementepunkte des Blasenmeridians heran.

Charakterisierung von Elementepunkten des Blasenmeridians

Bl 67: Mutterpunkt – unterstützt

Wir starten mit dem Endpunkt des Blasenmeridians, Bl 67, am Kleinzeh gelegen. Er ist der Metallpunkt. Er ist in der Tabelle und den Meridian-Bildern mit einem Grauton gekennzeichnet, der Farbe des Metallelementes.

In welcher Beziehung steht er zum Blasenmeridian, auf dem er liegt und den wir uns, weil zum Wasserelement gehörend, »blau« vorzustellen haben? Wir legen den Elementekreis zugrunde. Wir erkennen eine Mutter-Beziehung. Folglich nennt man den Punkt »Mutterpunkt«. Aufgrund dieser Beziehung können wir seine Wirkung beschreiben: Er unterstützt das Wasserelement in uns. Das heißt: Haben wir im Test unserer Energie-Balance im Wasserelement die geringste Punktzahl erreicht, können wir diesen Akupunkt zur Kräftigung druckbehandeln, er stärkt Blase und Niere, wirkt unterstützend z.B. bei Blasenschwäche und empfindlichen Nieren und hilft uns, wenn uns etwas an die Nieren geht, die damit verbundene Angst oder den damit verbundenen Verlust zu verarbeiten und wieder Zuversicht zu gewinnen.

Abb. 7.2.1 dient dazu, die Charakterisierung der ersten drei Elementepunkte des Blasenmeridians, vom Kleinzeh aus gesehen, zu veranschaulichen.

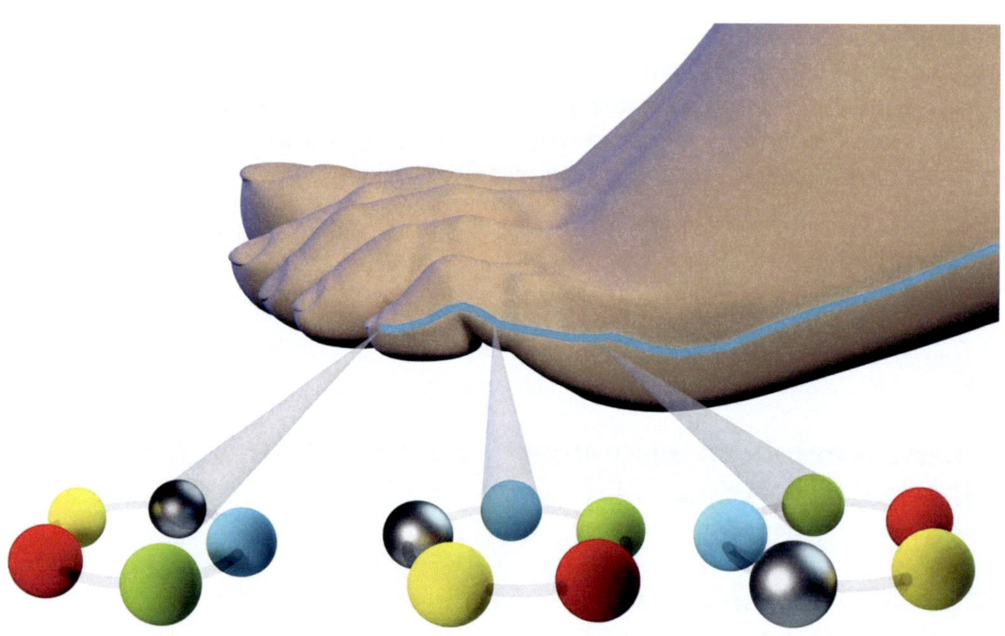

Abb. 7.2.1: **Charakterisierung dreier Elementepunkte des Blasenmeridians** (von links nach rechts: Bl 67, 66 und 65).
Blaue Linie: Blasenmeridian. Elemente-Kreise: In den Elemente-Kreisen ist das Wasserelement jeweils blau, das Holzelement grün, das Feuerelement rot, das Erdelement gelb und das Metallelement metallisch-grau dargestellt.
Lichtkegel: Einwirkung des Elementes, das jeweils aktiv ist.

Nun können wir zum zweiten und dritten Elementepunkt des Blasenmeridians übergehen.

Bl 66: Home point – stärkt

Bl 66, am Kleinzehengrundgelenk gelegen, ist der Wasserpunkt. Er trägt die Farbe »blau«, dieselbe Farbe wie der Meridian, auf dem er liegt. Er ist gewissermaßen in »seinem« Meridian zu Hause. Daher nennen wir ihn »home point«. In der Literatur wird er gelegentlich als »Elementepunkt« bezeichnet, gemeint ist dann »Elementepunkt im engeren Sinne«. Bl 66 stärkt wie alle home points »sein« Element.

Zu der Wortwahl »stärkt« in diesem Satz sei angemerkt: Wir bezeichnen die Aktion der home points als stärkend und haben dabei das Bild vor Augen, dass ein Sportler zuhause auf dem Platz seines Vereins im Wettkampf oft stärkere Leistungen erzielt als auswärts. Die Aktion der Mutterpunkte hingegen bezeichnen wir, wie wir es eben gerade beim Mutterpunkt Bl 67 getan haben, als »unterstützend«. Dabei haben wir das Bild vor Augen, wie eine Mutter ihr Kind in den Armen hält und es dabei von unten stützt. Beide, die »mütterliche Unterstützung« und die »Stärke im Heimspiel«, sind kraftvoll.

Neben dieser Betrachtung der Beziehung zwischen einem Elementepunkt und dem Meridian, auf dem er liegt, sollte man auch die Art der Kräfte der beteiligten Elemente in den Blick nehmen. Dabei spielen zwei Elemente eine Rolle. Erstens: das Feuerelement. Es erhitzt und trocknet, wie man sich leicht vorstellen kann und wie man es in der chinesischen Heilkunde lernt. Und zweitens: das Wasserelement. Es kühlt und befeuchtet, wie man sich ebenfalls vorstellen kann und wie man es in der chinesischen Heilkunde lernt.

Wenn wir in Bl 66 sowohl den home point mit seiner stärkenden Wirkung sehen als auch den Wasserpunkt mit seiner kühlenden Wirkung, noch dazu auf einem Meridian, der zum – kühlenden – Wasserelement gehört, dann können wir die Indikationen, wie sie in Tab. 3.1 zu lesen sind, nachvollziehen: Erstens zur Stärkung der Blase und der Niere. Und zweitens zur Kühlung bei Blasenentzündung. (Man nehme den Punkt allerdings nicht, wenn Kälte die Beschwerden ausgelöst hat.) Der Punkt kann also die entzündete Blase stärken und ihr Feuer kühlen. Ist die Blase hingegen unterkühlt, so braucht sie Wärme. Die kann der Punkt ihr nicht geben.

Bl 65: Tochterpunkt – entstaut

Bl 65, am zum Kleinzeh weisenden Mittelfußknochen gelegen, ist der Holzpunkt. Er trägt die Farbe »grün«. In welcher Beziehung steht er zur Färbung des Meridians, auf dem erliegt? Wir erkennen eine Tochter-Beziehung. Also ist dies der Tochterpunkt.

Wir erinnern uns: Die Tochter kann ihrer Mutter Druck abnehmen, sie entlasten. Tatsächlich hilft der Punkt Bl 65 bei Nieren-bedingtem Bluthochdruck, wenn das Wasserelement also unter Druck steht. Das kommt vor allem bei älteren Menschen vor. Hier kann Akupunktur Therapie-führend eingesetzt werden. Es sollte zusätzlich Selbsthilfe-Akupressur des Punktes Bl 65 angewendet werden, um den Heilungsweg zu unterstützen.

Dabei behalte man im Auge, dass Tochterpunkte ihr Mutterelement dann entlasten können, wenn es unter Druck steht. Steht das Mutterelement aber nicht unter Druck, dann kostet diese Einmischung das Mutterelement Energie, es wird ihm Energie entzogen. Daher sollte der Tochterpunkt Bl 65, wie alle anderen Tochterpunkte auch, nur so lange eingesetzt werden wie nötig.

7.3 Ihre Reihenfolge in den Meridianverläufen

Dieses Unterkapitel ist für diejenigen Leserinnen und Leser unter Ihnen gedacht, die es genau wissen wollen ...

... die genau wissen wollen, ob die serielle Anordnung der Elementepunkte in den Meridianen zufällig ist oder einer Ordnung folgt, die möglicherweise uns allen innewohnt und die uns erstaunen lässt.

Das herauszufinden, ist nicht schwierig. Man kann die Elementepunkte der einzelnen Meridiane auf jeweils einem Blatt Papier als eine Serie farbiger Punkte aufzeichnen und schauen, ob es ähnliche Muster gibt. Tun Sie das, und sei es auch nur in Ihrer Vorstellung. Sie werden belohnt werden. Farbige Darstellungen der Elementepunkte, die in der Fünf-Elemente-Akupressur eine Rolle spielen, finden Sie im vorliegenden Buch (Kap. 3), und farbige Darstellungen aller existierenden Elementepunkte finden Sie im DTV-Atlas Akupunktur (Hempen, 1999).

Das Produkt dieser Arbeit – 12 Blätter mit je 5 farbigen Punkte-Serien – können wir so ordnen: Wir können die Elementepunkt-Serien der Yang-Meridiane links ablegen und die der Yin-Meridiane rechts, zumindest in Gedanken.

Zu welchem Ergebnis kommen wir? Betrachten wir zunächst die Yin-Meridiane. Alle Yin-Meridiane des Armes enden an den Finger-Endgliedern mit einem Holzpunkt, und alle Yin-Meridiane des Beines starten an den Füßen mit eben einem solchen Punkt, einem Holzpunkt. Dabei ist die Reihenfolge der Farben, von der Peripherie aus betrachtet, stets dieselbe.

Betrachten wir nun die Yang-Meridiane. Alle Yang-Meridiane des Armes starten an den Finger-Endgliedern jeweils mit einem Metallpunkt, und alle Yang-Meridiane des Beines enden an den Zehenspitzen mit eben einem solchen Punkt, einem Metallpunkt. Dabei ist auch hier die Reihenfolge der Farben, von der Peripherie aus betrachtet, stets dieselbe.

Wir können zusammenfassend sagen: Es gibt eine durchgängige Ordnung! Die Reihenfolge der die Elementepunkte charakterisierenden Farben ist stets dieselbe, nämlich die der fünf Elemente im Elementekreis.

Diese Ordnung finden wir beeindruckend, und wir möchten sie Ihnen daher graphisch vorstellen, anhand zweier Models, eines männlichen und eines weiblichen (Abb. 7.3.1). Die Yin-Meridiane haben wir dem weiblichen Model zugeschrieben, die Yang-Meridiane dem männlichen, wiewohl wir uns im klaren darüber sind, dass beide Geschlechter sowohl sämtliche Yin- als auch sämtliche Yang-Meridiane samt den zugehörigen Elementepunkten besitzen. Die Zusammengehörigkeit der Yin- und der Yang-Meridiane soll dadurch zum Ausdruck kommen, dass die beiden Models sich begegnen.

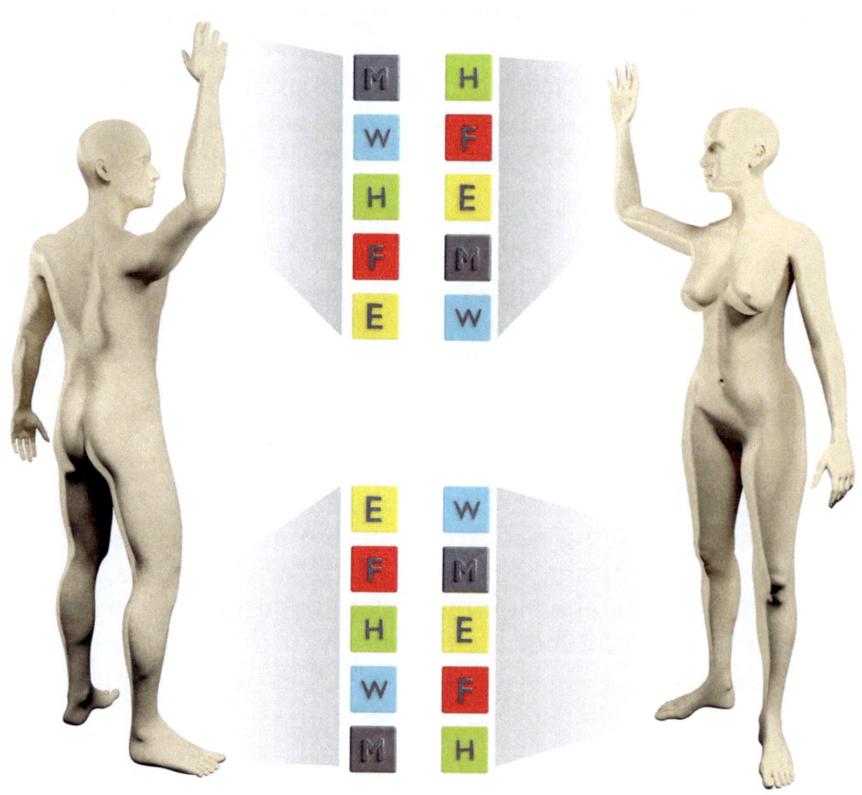

Abb. 7.3.1: Mann und Frau begegnen sich. »Sie« zeigt die Elementepunkte ihrer Yin-Meridiane an Arm und Bein in den charakteristischen Farben, »er« diejenigen seiner Yang-Meridiane. Die Elementepunkte sind Punkte-Serien, in denen die Farb-Reihenfolge, von der Peripherie aus betrachtet, stets dieselbe ist. Die an der äußersten Peripherie liegenden Punkte der Yin-Meridiane sind Holzpunkte (grün), die der Yang-Meridiane Metallpunkte (metallisch-grau).

8 Quell- und Lo-Punkte – wie sie die Partnerschaft beleben

Die Quell- und die Lo-Punkte bilden die zweite der drei großen Punkte-Gruppen der Fünf-Elemente-Akupressur und -Akupunktur. Was zeichnet sie aus? Sie können eine Partnerschaft beleben. Welche Partnerschaft beleben sie? Und wie machen sie das? Wenn wir das verstehen, wissen wir, wie die Quell- und die Lo-Punkte funktionieren.

Welche Partnerschaft beleben die Quell- und die Lo-Punkte?

Die Quell- und die Lo-Punkte beleben die Partnerschaft des jeweiligen Yin-Yang-Meridian-Paares, dem sie angehören. Sie können das, weil die einzelnen Meridianpaare alle durch kurze Verbindungswege miteinander gekoppelt sind, an deren Enden jeweils ein solcher Punkt liegt. Jedes Yin-Yang-Meridian-Paar besitzt zwei Verbindungswege.

Die Verbindungswege der Partner-Meridiane des Armes verlaufen im Bereich Hand/ unterer Unterarm und die des Beines im Bereich Fuß/ unterer Unterschenkel. Ihre Verläufe sind in Akupressur- und Akupunkturbüchern nicht verzeichnet, weil dort keine Unterwegs-Punkte liegen, die man drücken oder stechen könnte.

Wie agieren die Quell- und die Lo-Punkte?

Sie öffnen jeweils einen Verbindungsweg zwischen zwei Yin-Yang-Partner-Meridianen, so dass sich die Energie zwischen den beiden ausgleichen kann. Wie ist das zu verstehen?

Man stellt sich vor, dass im gesunden Zustand ein ständiger Energieaustausch zwischen den Yin-Yang-Partner-Meridianen über die Verbindungswege stattfindet. Bei Stress, Dauerbelastung und Krankheit gerät der Energieaustausch im belasteten Meridianpaar in einen Mangelzustand oder wird blockiert. Akupressur eines betroffenen Quell- oder Lo-Punktes löst die Blockade. Die Energie zwischen den beiden Yin-Yang-Partner-Meridianen kann wieder fließen. Sie fließt von dem Meridian-Partner, der genügend davon hat, zu dem Meridian-Partner, dem sie mangelt, unabhängig davon, was die hauptsächliche Fließrichtung bei gesunden Personen wäre.

Die hauptsächliche Fließrichtung bei gesunden Personen wäre vom Quellpunkt des einen zum Lo-Punkt des Partner-Meridians. Diese Fließrichtung ließe sich auch aus dem Namen der beiden beteiligten Punkte ableiten. Mit »Quelle« können wir »Anfang« assoziieren. Lo-Punkt bedeutet Durchgangs- oder Passage-Punkt. Das chinesische Piktogramm für Lo-Punkt zeigt einen Fluss, der in einer Schlucht fließt. So wäre die Fließrichtung, die sich von den Namen der Punkte ableiten ließe, von der Quelle zum kraftvollen Fluss, vom Quellpunkt zum Lo-Punkt.

Akupressur eines Quell- oder Lo-Punktes führt also dazu, dass sich die Energie zwischen zwei Yin-Yang-Partner-Meridianen ausgleicht. Der Effekt ist, dass das angesprochene Element in seiner Gesamtheit gestärkt wird. Damit ist der Weg zu Entspannung, Regeneration und Heilung auf körperlicher und psychischer Ebene gebahnt.

Die Existenz der Yin-Yang-Meridian-Paare, die über ihre Verbindungswege beeinflussbar sind, wird in der Fünf-Elemente-Akupressur und -Akupunktur als gesetzlich gegeben erachtet. Sie wird als »Gesetz von Mann und Frau« bezeichnet. Dies Gesetz steht gleichrangig neben dem in Kap. 7.1 beschriebenen »Gesetz der fünf Elemente«.

Zum Schluss dieses Kapitels möchten wir einige häufig gestellte Fragen aufgreifen.

Häufig gestellte Fragen

Wirken die Lo-Punkte kraftvoller als die Quellpunkte?

Zum Ausgleich der Energie zwischen zwei Yin-Yang-Partner-Meridianen sind sowohl die Lo- als auch die Quellpunkte wertvoll. Wie die Erfahrung zeigt, sind es die Lo-Punkte, die besonders kraftvoll wirken, weshalb sie sowohl in der Fünf-Elemente-Akupressur als auch in der Fünf-Elemente-Akupunktur sehr häufig eingesetzt werden.

Warum wenden wir die Lo-Punkte der Yin-Meridiane nicht an?

Dazu müssen wir vorwegschicken, dass das Aktionsfeld eines Yang-Meridians nahe an der Körperoberfläche und das des Yin-Partner-Meridians weiter im Körperinneren ist. Es handelt sich um eine Außen-Innen-Beziehung. Drücken oder Stechen eines Lo-Punktes eines Yin-Meridians würde bedeuten: Der Verbindungsweg wird geöffnet; die Energie gleicht sich aus; es kann dabei auch Krankes nach innen gezogen werden, so dass sich, um ein Beispiel zu nennen, eine Blasenentzündung zu einer Nierenbeckenentzündung ausweiten könnte.

Um diese Gefahr von vornherein auszuschließen, empfehlen wir Ihnen, die Lo-Punkte der Yin-Meridiane nicht anzuwenden. Sie sind in diesem Buch gar nicht erst vermerkt. – Eine vergleichbare Gefahr gibt es bei den Quellpunkten nicht.

Wie wenden wir die Lo-Punkte an?

Einen Lo-Punkt beziehen wir aufgrund seiner kraftvollen Wirkung bevorzugt in (Selbst-)Behandlungen ein (auf einer oder auf beiden Körperseiten), jedoch nicht gleich zwei Lo-Punkte auf einmal. Das wären zwei gewaltige Impulse. Ein einziger Impuls ist die klarere Botschaft.

Wie wenden wir die Quellpunkte an?

Einen Quellpunkt beziehen wir ebenso wie einen Lo-Punkt aufgrund seiner kraftvollen Wirkung bevorzugt in (Selbst-)Behandlungen ein und haben dabei im Blick, dass er den einen der beiden Verbindungswege zum Partner-Meridian öffnet und dass er am Anfang dieses Verbindungsweges liegt. Wir wenden einen Quellpunkt und nicht gleich beide Quellpunkte desselben Yin-Yang-Meridian-Paares auf einmal an. Das wäre doppelt gemoppelt.

Wir können den »Booster-Effekt« der Quellpunkte nutzen. »Booster-Effekt« bedeutet »verstärkender Effekt«. Wir nutzen den Booster-

Effekt der Quellpunkte, wenn wir einen Elemente-Punkt und zusätzlich den Quellpunkt desselben Meridianes druckbehandeln.

In diesem Buch sind nicht alle Quellpunkte angegeben, sondern nur diejenigen, die sich in der Praxis als sehr wirksam und wichtig herausgeschält haben. Wenden Sie nur diese an.

9 Symptomatische Punkte – ein zusätzliches Geschenk

Die »symptomatischen Punkte« sind die dritte große Punkte-Gruppe der Fünf-Elemente-Akupressur und -Akupunktur. Bevor wir sie genauer betrachten, müssen wir erst einmal klären, wieso sie etwas Zusätzliches sind.

Was heißt »zusätzlich«?

Die symptomatischen Punkte sind etwas Zusätzliches, weil sie in Kombination mit einem zentral wichtigen Punkt gedrückt werden: Mit einem grundlegend heilsamen Punkt, d.h. mit einem Elementepunkt oder einem Quell-/ Lo-Punkt. Wie können wir uns die grundlegend heilsame Wirkung eines solchen Power-Punktes und wie den zusätzlichen Heilungsimpuls eines symptomatischen Punktes vorstellen?

Wir haben dabei den Fluss des Blutes und der Energien in unserem Körper vor Augen. Es ist ein stetiger, unermüdlicher, pulsierender Fluss. Mal träge, mal schnell. Nicht immer im Gleichgewicht. Flussarme können schnell durchflossen werden oder auch versiegen. Bestimmte Körperbereiche verlangen einen reichlichen Durchfluss, andere nicht unbedingt.

Die verschiedenen Körperbereiche sind allesamt Einflussgebiete der fünf Elemente in uns. Ist ein Element unterversorgt oder liegt hier ein Stau, so wird sich diese Imbalance früher oder später als Erkrankung auf der körperlichen oder/ und psychischen Ebene zeigen. Die Power-Punkte, am betroffenen Element angesetzt, sind es, die den gesamten Fluss des Blutes und der Energien ins Gleichgewicht bringen können. Akupressur oder Akupunktur eines einzigen Power-Punktes kann den zielführenden Heilungsimpuls setzen.

Zusätzliche Impulse durch symptomatische Punkte sind vorteilhaft. Sie sind ein Ruf, der Heilungsprozess möge im Einflussbereich der gewählten symptomatischen Punkte unverzüglich und mit großem Einsatz in die Wege geleitet werden.

Was heißt »Geschenk«?

Wenn wir durch den Einsatz eines symptomatischen Punktes schneller Linderung von Schmerzen erfahren und uns zügiger in den Heilungsprozess hineinfinden, können wir das als großes Geschenk ansehen – als zusätzliches Geschenk insofern, als die Akupressur des passenden Power-Punktes die Grundlage ist.

Pflicht oder Kür?

Wir können die Fünf-Elemente-Akupressur mit dem Eiskunstlauf vergleichen, wo es die »Pflicht« und die »Kür« gibt. In der Akupressur wäre es unsere »Pflicht«, zur Heilung den passenden Power-Punkt, einen Elementepunkt oder einen Quell-/ Lo-Punkt also, einzusetzen. In dieselbe Behandlung – quasi als »Kür« – könnten wir einen oder einige wenige symptomatische Punkte einbinden.

Auf welchem Wege wirken die symptomatischen Punkte?

Die symptomatischen Punkte wirken über Meridian-Verläufe auf kurzem und direktem Wege oder aus der Ferne.

Auf kurzem und direktem Wege

Viele symptomatische Punkte liegen auf einem Meridian, der direkt zu dem Körperbereich führt, an dem sich eine Erkrankung zeigt, d.h. Symptome sichtbar sind. Meist liegen diese Punkte in unmittelbarer Nähe zum betroffenen Körperbereich.

Beispiele: Der Punkt **Bl 10** (Abb. 3.1.4) hilft bei Nacken-Verspannung. Er liegt direkt in der verspannten Muskulatur.

Die Punkte **Lu 1** und **Lu 2**, unter dem Schlüsselbein gelegen (Abb. 3.5.2), sind hilfreich bei allen Erkrankungen der Atemwege. Sie sind über den inneren Verlauf des Lungenmeridians (in den Zeichnungen nicht dargestellt) auf direktem Weg mit den Lungen verbunden.

Der Punkt **Di 20**, seitlich am Unterrand der Nase gelegen (Abb. 3.1.3), ist hilfreich bei Nasennebenhöhlen-Entzündung und lindernd bei Zahnschmerzen. Er liegt direkt über den betroffenen Gebieten.

Aus der Ferne

Einige symptomatische Punkte sind, durch Akupressur oder Akupunktur angesprochen, in der Lage, weiter entfernt liegende Imbalancen zu regulieren.

Beispiele: Der Punkt **Bl 62**, zwischen Außenknöchel und Fersenspitze gelegen (Abb. 3.1.5), ist hilfreich bei Rückenschmerzen. Der Punkt ist über den Blasenmeridian, der dicht an der gesamten Wirbelsäule entlangzieht, mit dem Rücken verbunden.

Der Punkt **Ni 5a**, zwischen Innenknöchel und Fußsohle gelegen (Abb. 3.1.8), ist hilfreich bei Unterzuckerung (Hypoglykämie). Der Blutzuckergehalt steht im Zusammenhang mit der Aktivität des Pankreas (Bauchspeicheldrüse), im rechten Maß Insulin auszuscheiden. Durch Akupressur des Punktes **Ni 5a** regen wir die Nierenkraft an, das Pankreas zu unterstützen.

10 Einblicke in Akupressur-Behandlungen

Wenn Ihr Interesse geweckt ist, anderen Menschen zugutekommen zu lassen, was für Sie heilsam und entspannend war, möchten Sie vielleicht wissen, wie eine Akupressur-Behandlung ablaufen kann.

So werden in diesem Kapitel fünf Klienten mit ihren »Themen« vorgestellt. Es wird beschrieben, wie die einzelnen Behandlungen abliefen, z.B. welche Akupunkte, in welcher Reihenfolge einbezogen wurden, und es wird das Feedback der Klienten wiedergegeben.

10.1 WASSERELEMENT

Wie sieht eine Akupressur-Behandlung zum Wasserelement praktisch aus? Wir beschreiben dazu die Behandlung eines vom Rückenschmerz geplagten Biobauern, der sich von den konventionell arbeitenden Landwirten in seiner Nachbarschaft nicht akzeptiert fühlte.

Der Rückenschmerz-geplagte Biobauer

Sven ist überzeugter Biobauer. Sein Lebensinhalt ist es, im Einklang mit der Natur Anbau zu betreiben. Heute war er fast den ganzen Tag mit seinem kleinen Traktor unterwegs. Er sagt, er habe trotz steifen Rückens sein Pensum durchgestanden. Jetzt habe er Rückenschmerzen, besonders im unteren Bereich.

Thema

Sven und ich (K. Stolle-Wiegand) gingen den Test-Bogen durch. Als wir beim Thema Wasserelement waren, kam heraus: Er fühlt sich von den Landwirten in seiner Nachbarschaft – diese wirtschaften konventionell – nicht akzeptiert und das bedrückt ihn. – Insgesamt wies der Test das Wasserelement als bedürftig aus.

Behandlung

Die nun folgende Akupressur-Behandlung umfasste den Blasen- und den Nierenmeridian.

Sven lag auf dem Rücken, die Knie zur Entlastung des unteren Rückens unterpolstert. Ich startete aus der Überkopf-Position und hielt mit beiden Mittelfingern sein Gesicht am oberen Augenhöhlenrand (**Bl 2**). Ich fuhr mit meinen Händen, die Handflächen nach oben gerichtet, von rechts und links unter seinen Kopf zum unteren Schädelrand (**Bl 10**) und hielt seinen Kopf (vgl. Abb. 4.1.3). Leichter Zug bewirkte, dass sich seine Rückenmuskulatur der Länge nach dehnen konnte.

Ich wechselte meine Position. Rechts von Sven sitzend, lehnte ich mich mit jeweils drei Fingern in seine Brust links und rechts des Brustbeins (**Ni 25**, **26** und **27**) hinein. Dann schob ich meine linke Hand, die Handfläche nach oben weisend, unter seinen Rücken in die Nierengegend (**Bl 47**). Ich ließ sie da ruhen (Basispunkt) und behandelte mit der anderen Hand auf der mir zugewandten Körperseite Punkte des Blasenmeridianes im Bereich Unterschenkel – Fuß: den **Lo-Punkt Bl 58** und die Punkte **Bl 62** und **Bl 67** (**Elementepunkt**).

Dann wechselte ich die Seite. Zum Schluss hielt ich Sven mit einer Hand in der Steißbeingegend (**Bl 48**) und mit der anderen an seinen Zehen (**Elementepunkt Le 1**).

Ergebnis

Am Schluss der Behandlung wunderte sich Sven, dass sein Rücken nicht mehr wehtat. Er fühlte sich befreit und merkte sich einige Akupunkte zur Selbsthilfe-Akupressur.

Wie es weiterging

Einige Tage später rief Sven mich an. Er sagte: »Ich bin schmerzfrei. In der Behandlung habe ich mich körperlich gespürt und Kraft in meinem Rücken wahrgenommen. In dem Moment haben sich meine Gedanken verändert. Ich fühle mich von meiner Frau und meinen Öko-Freunden getragen. Die äußere Situation hat sich nicht geändert, aber das Vertrauen in meine Lieben gibt mir Mut.«

10.2 Holzelement

Wie sieht eine Akupressur-Behandlung zum Holzelement praktisch aus? Wir beschreiben dazu die Behandlung eines jungen Masseurs, dem ein bevorstehendes Bewerbungsgespräch Stress bereitete – wie ihn Akupressur entspannte und wie er zuversichtlich in das Gespräch gehen konnte.

Stress vor dem Bewerbungsgespräch

Anliegen

Norbert (34 Jahre alt) kam zu mir (K. Stolle-Wiegand) mit dem Anliegen, entspannt und fit in ein Bewerbungsgespräch gehen zu können. Er wünschte sich eine Anstellung als Masseur in einer Klinik auf einer Nordsee-Insel. Er merkte wohl, dass er angespannt war und dass seine Bewegungen eckig waren. So sehr er die Stelle haben wollte, war es ihm im gleichen Atemzug ein Ärgernis, dass er, wie er die Lage einschätzte, weisungsgebunden nach Therapie-Konzepten werde arbeiten müssen, die seiner Meinung nach überholt und kontraproduktiv waren.

Behandlung

Norberts Themen waren, zusammengefasst, Ärger, Stress, sich blockiert zu fühlen, statt tatkräftig anzupacken, was anliegt, wie z.B. die Vorbereitung auf das bevorstehende Bewerbungsgespräch – Themen des Holzelementes.

Stehend bekam Norbert von mir zunächst eine kurze Klopfmassage, so dass er von vornherein Spannung loswerden konnte. Mit lockeren Fäusten arbeitete ich, ausgehend von seinen Schultern, über den Rücken, die Beine hinunter zu den Füßen und wieder hinauf, und dann die Arme hinunter und wieder hinauf zu seinen Schultern.

Dann bat ich Norbert auf die Liege in die Rückenlage. Mit beiden Händen massierte ich aus der Überkopf-Position seinen Nacken. Ich hielt Norbert am Schädelrand, wie in Abb. 4.1.3 gezeigt, und erfasste dabei beidseits den Punkt **Gb 20**. In seinem Gesicht hielt ich beidseits **Gb 1** mit den Mittelfingern.

Ich wechselte meine Position. Auf seiner rechten Seite sitzend, hielt ich zugleich links und rechts folgende Punkte: **Gb 25** (am Ende der freien 12. Rippe), **Gb 29** (in der Lende), **Gb 30** (hinter dem großen Rollhügel) und **Gb 31** (am Oberschenkel).

An seinem Fußende sitzend, hielt ich rechts und links jeweils zugleich den **Elementepunkt Gb 34** (am Wadenbeinköpfchen), den **Elementepunkt Gb 38** (am Unterschenkel), den **Quellpunkt Gb 40** (am Außenknöchel), den **Elementepunkt Gb 43** (zwischen 4. und 5. Zeh) und den **Elementepunkt Le 3** (zwischen 1. und 2. Mittelfußknochen).

Abschließend hielt ich, aus der Seit-Position heraus, **Bl 48** (in der Lende) und erfasste zugleich Norberts Großzehen (**Elementepunkt Le 1**) zum Ausgleich der Energien des Blasen- und des Lebermeridians. Dabei atmete Norbert wiederholt tief durch, wirkte körperlich gelöst und sagte: »Ich staune, mein Ärger ist weg.«

»Happy end«

Norbert änderte seine Haltung seinem Gesprächspartner im Bewerbungsgespräch und sich selbst gegenüber. Er bekam die gewünschte Stelle, und es gelang ihm, kooperativ mit seinen Kollegen und Vorgesetzten zusammenzuarbeiten.

10.3 Feuerelement

Wie sieht eine Akupressur-Behandlung zum Feuerelement praktisch aus? Wir beschreiben dazu die Behandlung einer Lady, der ein Projekt entzogen wurde, für das sie Feuer und Flamme war.

Das Projekt der feurigen Cordula

Dies ist ein Beispiel aus meinem (K. Stolle-Wiegand) Freundeskreis. Cordula, eine gute Freundin, wollte den Test-Bogen durchgehen, um herauszufinden, in welchem Element sie stark ist und in welchem sie Schwächen hat, um diese Schwächen durch Akupressur ausgleichen zu können. Ich las ihr die Aussagen der fünf Test-Blöcke vor. Sie sagte freimütig, was ihr zu den einzelnen Aussagen einfiel. Und ich notierte die Punktzahlen.

Thema

Cordula, eine charmante und strahlende Persönlichkeit, die das Herz am rechten Fleck trägt, sagte, was zu sagen war, so wie ihr der Mund gewachsen war. Bei einer Aussage stockte sie, bei der Aussage zum Feuerelement: »Ich genieße normalerweise eine innere Gelassenheit.« Ich fragte sie, ob es gerade etwas gebe, was sie aus der Ruhe bringt. Ja, sie gebe Kurse zum Themenkreis »Atmung und Bewegung« im Rahmen einer Organisation. Vor einigen Wochen habe sie Kontakte zu einer Klinik geknüpft, bei der sie weitere Kurse geben könne. Die Leiter der Organisation, für die sie tätig sei, hätten aber beschlossen, einen anderen Referenten in die Klinik zu entsenden. Cordula sagte, damit sei ihre Begeisterung, ihr Engagement, ihr Feuer für dieses Projekt erloschen.

Zu ihrer Situation kam mir das Bild: Es ist, als habe sie den Braten schon im Magen, aber dem Dünndarm – zum Feuerelement gehörend – werde es verwehrt, die Inhaltsstoffe aufzunehmen.

Test-Ergebnis

Wir führten den Test zu Ende und werteten ihn aus. Er hatte zum Ergebnis, dass Cordulas schwächstes Element das Feuerelement war. Das war einerseits überraschend, ist Cordula doch eine so strahlende feurige Lady mit besonderem Charme, die jeder, der ihr begegnet, als kraftvoll im Feuerelement einschätzen würde. Andererseits: Ist es nicht oft so, dass da, wo unsere Stärken liegen, auch unsere Schwächen verborgen sind?

Behandlung

Ich behandelte Cordula auf beiden Körperseiten längs des Herz- und des Dünndarmmeridianes und band den **Lo-Punkt Dü 7** »zur Unterstützung bei allen Themen des Herzens und des Dünndarms« ein.

Zum Schluss bezog ich zur Stärkung des Wasserelementes, das das Herz von der Basis her unterstützt, den **Quellpunkt Bl 64** (an der Fußaußenseite), den **Elementepunkt Bl 67** (am kleinen Zeh) und den **Elementepunkt Ni 7** (am Unterschenkel) ein, sowohl am linken wie auch am rechten Bein.

Sie sagte, die Akupressur tue ihr gut und stimme sie froh.

Wie es weiterging

Später sagte Cordula, sie habe den Mitarbeitern ihrer Organisation ihr Herz ausschütten können. Sie sei zu der Einsicht gekommen, dass es gut ist, ihre Mitarbeiter frühzeitig über Kontakte, die sie knüpft, zu informieren. Die Mitarbeiter seien offen gewesen und hätten ihr ebenfalls Transparenz ihrer Vorgehensweise zugesagt.

Jetzt wende sie weiterhin Selbsthilfe-Akupressur an und stärke ihr Feuerelement mit dem bereits von mir angewendeten **Lo-Punkt Dü 7**. Sie nehme, weil sie eine Herzschwäche habe, den **Elementepunkt Dü 3** »zur Stärkung des Herzens« hinzu.

10.4 Erdelement

Wie sieht eine Akupressur-Behandlung zum Erdelement praktisch aus? Wir beschreiben dazu die Behandlung eines älteren Herrn, der sich stets bei den Mahlzeiten den Bauch vollschlug, um sich zu erden, mit dem Nachteil, dass er gesundheitliche Probleme bekam – wie er einen Weg fand, Ernährung und Gesundheit ins rechte Lot zu bringen.

Mein voller Bauch ist meine Mitte

Anliegen

Volker, ein älterer Herr, berichtete, er habe ein Stoffwechselproblem. Zu den Mahlzeiten habe er großen Appetit und esse wie ein Scheunendrescher. Er sei ein schlechter Futterverwerter. Er nehme nicht zu wie seine Altersgenossen, aber er leide an Fußpilz zwischen den Zehen und an den Fußnägeln. Dies könne man darauf zurückführen, dass in seiner Blutbahn so viele Stoffwechselschlacken kreisten, dass er damit seinen Fußpilz ernähre. Diesen Schmarotzern möchte er den Hahn zudrehen.

Test-Bogen

Ich (K. Stolle-Wiegand) ging mit Volker den Test-Bogen durch. Zu der Aussage im Erdelement »Ich habe andere Wege gefunden, mich zu beruhigen und zu erden, als im Übermaß zu essen und zu trinken« fiel ihm nichts ein, er musste lange überlegen, und schließlich gab er sich eine auffallend geringe Punktzahl. Insgesamt war es das Erdelement, das behandlungsbedürftig war.

Behandlung

Volker ist kein Sportler, fährt aber viel Fahrrad. Und hat, obwohl er sonst nicht muskulös ist, eine kräftige Beinmuskulatur, gerade auch in den Unterschenkeln, wo unsere Magen-Punkte liegen. Ich zeigte ihm die Dehnübung für den Magen- und den Milzmeridian und führte sie gemeinsam mit ihm durch, das Ziel vor Augen, den Meridian auf die Behandlung einzustimmen.

Am Bauch hielt ich mit beiden Händen zugleich rechts und links unter dem Rippenbogen den Punkt **Mi 16**, worauf sich Volkers Darm mehrmals mit spürbaren Geräuschen meldete, und darauf **Mi 13**.

Am Unterschenkel bezog ich den **Elementepunkt Ma 36**, den Punkt »Mund der Entspannung« **Ma 38** und den **Lo-Punkt Ma 40** ein, und auf dem Fußrücken den **Elementepunkt Ma 41** (Feuerpunkt) ein. Dieser bringt aufgrund seines Feuers Hitze und Dynamik ins Erdelement, unterstützt es in seiner Eigenschaft als Mutterpunkt und fördert damit die Verdauungskraft, so dass selbst schwer Verdauliches wie z.B. Rohkost besser verstoffwechselt wird. Ich nahm den **Quellpunkt Ma 42** mit seiner stärkenden Wirkung hinzu. An der Fußinnenseite wählte ich den Punkt **Ni 5a** aus, der Hunger auf Süßes durch Stärkung des Pankreas (chinesisch »Milz«) abmildert und drohendem Altersdiabetes entgegenwirkt. Schließlich nahm ich an den Unterschenkel-Innenseiten **Mi 6**, den »Meisterpunkt des Blutes«, hinzu.

Zum Schluss hielt ich mit drei Fingern der rechten Hand den rechtsseitigen Punkt **Mi 6** und zugleich mit dem Daumen der linken Hand den gleichseitigen **Elementepunkt He 9**. Dann wechselte ich die Seite. Durch diese Punkte-Kombination aktivierte ich Volkers Energie-Kreislauf, bei dem auf den Milz- der Herzmeridian folgt (Abb. 6.0.2).

Volker sagte, er fühle sich sehr entspannt und spüre zugleich die Kraft, seine Schwäche zu meistern.

Wie es weiterging

Volker nahm sich ein Akupressur-Selbstbehandlungsprogramm vor, das die genannten Punkte einschließlich der Dehnübung für den Magen- und den Milzmeridian umfasste. Er stellte seine Ernährung auf eine Kohlenhydrat-reduzierte Kost um, die auf seine Blutwerte bezogen war. Er trat in einen Chor ein und sang hier aus vollem Herzen, in dem Bewusstsein, sich auf diese Weise erden zu können. Er betätigte sich sportlich, so dass er mehrmals in der Woche ins Schwitzen kam und auf diese Weise Stoffwechselschlacken ausschwitzen konnte. Und er half mit einigen Medikamenten nach. Mit diesem Gesamtprogramm brachte er den Krankheitsprozess zum Abklingen. Dies war ihm zuvor mit Medikamenten allein nicht gelungen.

10.5 METALLELEMENT

Wie sieht eine Akupressur-Behandlung zum Metallelement praktisch aus? Wir beschreiben dazu die Behandlung einer Frau, die um ihre Mutter trauerte.

Petra trauert um ihre Mutter

Petra kam in Trauer um ihre Mutter. Ihre Mutter werde in den nächsten Tagen sterben. Petra sagte: »Ich spüre Druck auf der Brust, ich kann nicht durchatmen, ich habe das Gefühl, ich sinke zusammen. Die Augenlider sind schwer. Ich fühle mich kraftlos und hilflos. Ich liebe meine Mutter. Ich weiß, dass ich sie gehen lassen muss. Das tut weh.«

Behandlung

Petra saß gefasst und nahezu aufrecht auf dem Stuhl. Ihre Schultern waren eingesunken, wenn auch nicht auffällig. Da sie schlank ist, konnte ich (K. Stolle-Wiegand) den Punkt **Lu 1** (unter dem Schlüsselbein) gut erreichen und sie auf diese Weise anregen, tief durchzuatmen. Ich massierte den Lungenmeridian entlang seines Verlaufes und hielt dabei beim **Elementepunkt Lu 9** (am Handgelenk) inne, der zugleich Quell- und Mutterpunkt ist und in beiderlei Hinsicht stärkend wirkt. Dann wanderte ich massierend den Arm entlang des Verlaufes des Dickdarmmeridians hinauf zur Schulter und steuerte dabei gezielt den **Elementepunkt Di 11** (am Ellbogen) an, der in seiner Eigenschaft als Mutterpunkt unterstützend wirkt und in seiner Eigenschaft als Erdpunkt erdet. Dann ging ich über zum anderen Arm.

Zum Abschluss hielt ich mit dem Daumen der einen Hand den Punkt **Di 11** (am Ellbogen) und mit den Fingern der anderen Hand zugleich den **Quellpunkt Ma 42** (auf dem Fußrücken), der die Erdung stärkt. Erst auf der einen, dann auf der anderen Körperseite. Auf diese Weise aktivierte ich Petras Energie-Kreislauf, bei dem auf den Dickdarm- der Magenmeridian folgt (Abb. 6.0.2).

Wie es weiterging

Nach der Behandlung sagte Petra, der Druck auf der Brust sei weg. Ihre Kraft komme wieder. Sie wolle diese vier Akupunkte einschließlich der Dehnübung für den Lungen- und den Dickdarmmeridian in ihr tägliches Übungs-Programm aufnehmen.

Sie wolle auch etwas zur Körperaufrichtung und zu befreitem Atmen tun. Ich gab ihr folgenden Tipp zur Selbsthilfe-Akupressur: Gleichzeitiges Drücken des Punktes **Ma 16** (knapp oberhalb des Brustgewebes) und des Punktes **Lu 1** (unterhalb des Schlüsselbeines), erst auf der einen, dann auf der anderen Körperseite.

Am nächsten Tag rief mich Petra an. Sie habe ein gutes Gespräch mit ihrer Mutter führen können. Sie habe sich mit ihr über gemeinsam Erlebtes unterhalten. Sie sei ihr mehr denn je dankbar. Ihr sei viel klarer geworden, wie reich beschenkt sie sich fühlt durch ihre Beziehung zu ihrer Mutter, und dass die Erinnerung an das gemeinsam Erlebte ihr nichts und niemand nehmen kann.

11 Welche Punkte wir unseren Patienten empfehlen und warum

Viele unserer Patienten möchten im Zuge der Behandlung ihren Heilungsweg unterstützen. Dabei möchten sie an die Behandlung, sei es Akupunktur, Homöopathie, Shiatsu oder Akupressur, anknüpfen. Wir freuen uns über ein solches Anliegen, zeigt es doch, dass die Betroffenen den Impuls haben, aktiv etwas in die Wege zu leiten und hoffnungsvoll in die Zukunft zu blicken. Wir geben ihnen dann gerne Tipps zu einer Selbsthilfe-Akupressur, die die Behandlung ergänzen und den Heilungsweg weiterführen kann.

Worin liegt der inhaltliche Zusammenhang zwischen Akupunktur-, Shiatsu- und Akupressur-Behandlung einerseits und nachfolgender Selbsthilfe-Akupressur andererseits? Beide folgen demselben Prinzip: Es wird das schwächste Element gestärkt.

Der Leser des vorliegenden Buches kommt durch den Test seiner Energie-Balance darauf, welches sein schwächstes, d.h. behandlungsbedürftiges Element ist. Und die Patienten in unserer Praxis?

Die Diagnostik der Pulse

Wer bei uns Akupunktur bekommt, bei dem tasten wir zu Beginn jeder Behandlung die Pulse und kommen auf diesem Wege darauf, welches sein schwächstes Element ist.

Worum handelt es sich beim Tasten der Pulse? Um eine Diagnostik, die der chinesischen Medizin entstammt. Dabei werden mit geübter Hand am linken und am rechten Handgelenk an drei dicht beieinander liegenden Stellen die Pulse wahrgenommen und getastet (www.tsimo.de). Wir sprechen tatsächlich von »den Pulsen«, dem Plural des Wortes »Puls«. Die Pulse werden nicht nur an drei verschiedenen Stellen rechts und links getastet, sondern auch in zwei verschiedenen Tiefen, dicht an der Oberfläche mit kaum spürbarem Druck des tastenden Zeige-, Mittel- und Ringfingers und mit etwas stärkerem Druck – man sagt »in der Tiefe« – an denselben Puls-Taststellen. Die insgesamt zwölf Pulse geben Auskunft über den Energiefluss in den zwölf Meridianen.

So kann der Puls an einer Taststelle z.B. stark pochend sein, als wolle er wütend an die Decke klopfen, oder aber geradezu schweigen, so dass der Puls-Taster ihn kaum spürt.

Die daraus resultierende Behandlung

Das aufgrund des Pulse-Fühlens ermittelte Puls-Bild zeigt das behandlungsbedürftige Element auf. Auf das Puls-Bild bezogen, wird ein Elemente-, Quell- oder Lo-Punkt dieses Elementes genadelt, gegebenenfalls ergänzend ein oder wenige zusätzliche Punkte. (Es gibt weitere Punkte-Kombinationen und Punkte-Auswahlkriterien.)

Die darauf aufbauende Akupressur-Selbsthilfe

Denjenigen, die es wünschen, sagen wir während der Behandlung, welches ihrer fünf Elemente und damit im Zusammenhang stehende Organ/ psychisches Thema wir als behandlungsbedürftig wahrgenommen haben und wie wir vorgehen. Und wie sie ihren Heilungsweg durch ein anschließendes Akupressur-Selbsthilfe-Programm zu Hause unterstützen können.

Wir haben den Eindruck, dass diejenigen, die ihren Heilungsweg durch Selbsthilfe-Akupressur unterstützen, auf diese Weise besonders beschenkt werden und besonders schnell vorankommen. Wir möchten aber mit unserer Einschätzung vorsichtig sein. Denn jeder Heilungsweg ist individuell. Und neben der Akupressur gibt es auch noch andere Wege, den eigenen Heilungsweg zu unterstützen, z.B.

- eine Ernährung, die dem Krankheitsbild Rechnung trägt,
- das rechte Maß Bewegung,
- Atem-Übungen,
- einen gesunden Lebensrhythmus
- und nicht zuletzt die Auseinandersetzung mit dem zutreffenden psychischen Thema.

12 TABELLE DER INDIKATIONEN: DER KURZE WEG ZUM PUNKT

Aufbau der Tabelle

Hier finden Sie alle Akupunkte aufgelistet, die in diesem Buch genannt sind. In Kap. 3 wurden sie nach Meridian-Zugehörigkeit vorgestellt, zusammen mit Meridian-Bildern, die ihre genaue Lage zeigen. Hier in der Tab. 12.1 sind sie nun nach Rubriken geordnet, die unserem westlich orientierten medizinischen Verständnis entsprechen. Diese Rubriken sind auf unsere inneren Organe bezogen wie z.B. Herz-Kreislauf, Atemsystem, Verdauungssystem und zusätzliche Themen wie z.B. Hormonhaushalt. In jeder Rubrik finden Sie die zugehörigen Themen, d.h. Krankheiten und Beschwerden, und dazu einen oder mehrere hilfreiche Akupunkte, so dass Sie auf kurzem Weg, ohne sich in fernöstliches Gedankengut hineinversetzen zu müssen, zu Akupunkten kommen, die Ihnen helfen können.

Für die ganz Interessierten unter Ihnen ist zu jedem Akupunkt angegeben, zu welcher der drei großen Punkte-Gruppen der Fünf-Elemente-Akupressur und -Akupunktur er gehört. Die Punkte-Gruppen sind, wie besprochen:

- die Elementepunkte,
- die Quell- und die Lo-Punkte und
- die symptomatischen Punkte.

Handelt es sich um einen Elementepunkt, so ist vermerkt, in welcher seiner Eigenschaften er bei dem jeweiligen Beschwerdebild heilend wirksam ist. Ist er in seiner Eigenschaft als Verwandter wirksam, dann steht dort »Großmutterpunkt«, »Mutterpunkt«, »home point« oder »Tochterpunkt«. Ist er aufgrund seines Feuers oder seiner Eigenschaft zu kühlen wirksam, dann ist dies ebenfalls vermerkt.

Schließlich wird bei jedem Akupunkt auf diejenige Tabelle in Kap. 3 verwiesen, in der er ausführlich dargestellt wird.

Praktische Anwendung

Wie Sie vorgehen können, möchten wir am Beispiel »Akute Herz-Rhythmus-Störungen« erläutern:

- Sie suchen die passende Rubrik: »Herz-Kreislauf, Blutgefäße«.
- Hier finden Sie in der Spalte »Thema« den Begriff »Herzbeschwerden« und nebenstehend geeignete Punkte. Sie wählen einen aus, zum Beispiel den Punkt Dü 3, am Kleinfingergrundgelenk gelegen.
- Sie folgen dem unmittelbar daneben stehenden Hinweis auf die Tabelle, in der der Punkt samt seiner Lage beschrieben wird, in diesem Beispiel die Tab. 3.6.

Sie starten mit der Druck-Behandlung und beziehen nach Möglichkeit den oder die aufgrund des eingangs beschriebenen Tests gewählten von Grund auf stärkenden Akupunkte ein.

Zum eben genannten Punkt Dü 3 möchten wir bemerken, dass wir schon mehrmals Menschen, denen es nicht gut war und deren Herz arrhythmisch schlug, in dieser Situation die sofortige Selbsthilfe mit diesem Punkt empfohlen haben. Sie drückten den Punkt, und ihr Herz fand innerhalb kurzer Zeit – nach ca. 1 Minute – zu gleichmäßigem, ruhigem Schlagen. Selbstverständlich ist nach einer solchen Akuthilfe zeitnah eine gründliche medizinische Diagnose und Therapie vonnöten.

Tab. 12.1: Indikationen

Siehe Folgeseiten

** = Bei diesem Beschwerdebild ist Akupressur nicht Therapie-führend, sondern die professionelle Behandlung begleitend und unterstützend anzuwenden.*

Rubrik	Thema	Hilfreicher Akupunkt	Heilsam in der Eigenschaft als	siehe Tabelle
Herz-Kreislauf, Blutgefäße				
	Herzbeschwerden: Das Herz entlastend und stärkend *	He 8	Home point	3.5
		He 9	Mutterpunkt	3.5
		Dü 3	Mutterpunkt	3.6
		Dü 4	Quellpunkt	3.6
		Dü 5	Home point, Feuerpunkt	3.6
		He 1-9		3.5
		Bl 38	Sympt. Punkt	3.1
	Unterstützung bei allen Herz-Themen *	Dü 4	Quellpunkt	3.6
		Dü 7	Lo-Punkt	3.6
	Herzrasen beruhigend *	Ni 10	Home point, Wasserpunkt	3.2
	Entzündung des Herzens: Das Herz unterstützend *	Dü 5	Home point, Feuerpunkt	3.6
	Bluthochdruck (allgemein) *	Gb 20	Sympt. Punkt	3.3
		Gb 21	Sympt. Punkt	3.3
		Bl 38	Sympt. Punkt	3.1
		Dü 10	Sympt. Punkt	3.6
	Nierenbedingter Bluthochdruck: Die Nieren entlastend *	Bl 65	Tochterpunkt	3.1
		Ni 1	Tochterpunkt	3.2
	Ausgleichende Wirkung bei Bluthochdruck und ebenso bei zu niedrigem Blutdruck*	Mi 6	Sympt. Punkt	3.10
	Regulierung des Blutes im kleinen Becken	Mi 6	Sympt. Punkt	3.10
	Schwindel *	Gb 20	Sympt. Punkt	3.3
		Ma 41	Mutterpunkt, Feuerpunkt	3.9
	Kreislaufschwäche	KS 9	Mutterpunkt	3.7
		KS 8	Home point, Feuerpunkt	3.7
	Leicht platzende Blutgefäße (schnell blaue Flecken)	KS 9	Mutterpunkt	3.7
		KS 8	Home point, Feuerpunkt	3.7
	Hämorrhoiden	Bl 48	Sympt. Punkt	3.1

Rubrik	Thema	Hilfreicher Akupunkt	Heilsam in der Eigenschaft als	siehe Tabelle
Atemsystem				
	Hilfreich/ stärkend bei allen Erkrankungen der Atemwege *	Lu 1	Sympt. Punkt	3.11
		Lu 2	Sympt. Punkt	3.11
		Lu 8	Home point	3.11
		Lu 9	Mutterpunkt, Quellpunkt	3.11
		Di 6	Lo-Punkt	3.12
	Allergische Reaktionen (Nießen, Heufieber)	Bl 2	Sympt. Punkt	3.1
	Halsweh, Probleme mit der Stimme	Bl 10	Sympt. Punkt	3.1
	Sinusitis (Nasennebenhöhlen-Entzündung) *	Bl 2	Sympt. Punkt	3.1
		Ma 2	Sympt. Punkt	3.9
		Di 19	Sympt. Punkt	3.12
		Di 20	Sympt. Punkt	3.12
	Schwaches Immunsystem (Abwehrschwäche)/ Erkältungsgefahr *	Mi 2	Mutterpunkt	3.10
		Mi 3	Home point	3.10
		Di 4	Quellpunkt	3.12
		Di 11	Mutterpunkt	3.12
	Infekt *	Di 4	Quellpunkt	3.12
		Di 11	Mutterpunkt	3.12
	Asthma, Atemnot, Angina pectoris, Bronchitis: Die Atmung erleichternd *	Lu 2	Sympt. Punkt	3.11
		Ni 25-27	Sympt. Punkte	3.2
		Bl 38	Sympt. Punkt	3.1
	Trockene Lungen-Entzündung: Entlastend und befeuchtend *	Lu 5	Tochterpunkt, Wasserpunkt	3.11
	Feuchte Lungen-Entzündung: Trocknend *	Lu 10	Großmutterpkt, Feuerpunkt	3.11
	Lungen-Krebs *	Lu 10	Großmutterpkt, Feuerpunkt	3.11

Rubrik	Thema	Hilfreicher Akupunkt	Heilsam in der Eigenschaft als	siehe Tabelle
Verdauungssystem				
	Appetitlosigkeit	Ma 36	Home point	3.9
	Sodbrennen	Ma 16	Sympt. Punkt	3.9
	Magenschleimhaut-Reizung	Ma 36	Home point	3.9
		Ma 38	Sympt. Punkt	3.9
	Magenschleimhaut-Entzündung *	Ma 41	Mutterpunkt, Feuerpunkt	3.9
	Magen-Beschwerden aufgrund von Anspannung	Gb 34	Sympt. Punkt	3.3
	Magen-Schwäche; Rohkost wird nicht vertragen	Ma 41	Mutterpunkt, Feuerpunkt	3.9
	Magen-Karzinom *	Ma 41	Mutterpunkt, Feuerpunkt	3.9
	Unterstützung bei allen Themen von Magen und Milz/Bauchspeicheldrüse	Ma 40	Lo-Punkt	3.9
		Ma 42	Quellpunkt	3.9
	Verdauungs-Schwäche, -Beschwerden, Blähbauch, ungezügelter Appetit, Imbalance des Verdauungssystems	Le 14	Sympt. Punkt	3.4
		Mi 2	Mutterpunkt, Feuerpunkt	3.10
		Mi 3	Home point	3.10
		Mi 10	Sympt. Punkt	3.10
		Mi 13	Sympt. Punkt	3.10
		Mi 16	Sympt. Punkt	3.10
	Diabetogene Stoffwechsellage (Vorstufe von Diabetes, im Blutbild erkennbar), unterstützend bei Diabetes; Süßgelüste	Mi 10	Sympt. Punkt	3.10
	Karzinom des Pankreas (Bauchspeicheldrüse) *	Mi 2	Mutterpunkt, Feuerpunkt	3.10
		Mi 3	Home point	3.10

Rubrik	Thema	Hilfreicher Akupunkt	Heilsam in der Eigenschaft als	siehe Tabelle
	Zöliakie: Den Dünndarm stärkend *	Dü 3	Mutterpunkt	3.6
	Schwäche des Dünndarms	Dü 4	Quellpunkt	3.6
		Dü 5	Home point	3.6
	Entzündung des Dünndarms: Den Dünndarm unterstützend *	Dü 5	Home point, Feuerpunkt	3.6
	Dünndarm-Krebs *	Dü 5	Home point, Feuerpunkt	3.6
	Unterstützend bei allen Dünndarm-Themen	Dü 4	Quellpunkt	3.6
		Dü 7	Lo-Punkt	3.6
	Stärkend bei allen Erkrankungen des Dickdarms	Di 6	Lo-Punkt	3.12
	Den Dickdarm stärkend sowohl bei Durchfall als auch bei Verstopfung	Di 1	Home point	3.12
	Spastische Verstopfung (nicht bei trägem Darm)	Di 2	Tochterpunkt, Wasserpunkt	3.12
		Gb 34	Elementepunkt ohne Verwandtschaftsgrad	3.3
	Verstopfung	Di 10	Sympt. Punkt	3.12
		Di 11	Mutterpunkt	3.12
	Durchfall	Di 4	Quellpunkt	3.12
		Di 5	Großmutterpkt, Feuerpunkt	3.12
	Kräftigung bei Übelkeit, z.B. auf hoher See	Di 4	Quellpunkt	3.12
	Dickdarm-Entzündung *	Di 5	Großmutterpkt, Feuerpunkt	3.12
	Dickdarm-Krebs *	Di 5	Großmutterpkt, Feuerpunkt	3.12

Rubrik	Thema	Hilf-reicher Aku-punkt	Heilsam in der Eigenschaft als	siehe Tabelle
Leber und Gallenblase				
	Stärkung der Leber	Le 1 Le 3	Home point Quellpunkt	3.4 3.4
	Gestaute Leber	Le 2	Tochterpunkt	3.4
	Hepatitis *	Le 2	Tochterpunkt, Feuerpunkt	3.4
	Im Ausland und nicht gegen Hepatitis geimpft *: Stärkung der Leber Entlastung der Leber	 Le 1 Le 2	 Home point Tochterpunkt	 3.4 3.4
	Unterstützung bei allen Themen der Leber und Gallenblase. Achtung: Gb 37 führt zu Gewichtszunahme	Gb 41 Gb 37	Home point Lo-Punkt	3.3 3.3
	Verbesserung der Fettverdauung; Entsäuerung	Gb 41 Gb 42 Gb 43	Home point Sympt. Punkt Mutterpunkt	3.3 3.3 3.3
	Gallen-Beschwerden; Schmerzminderung bei Gallen- und Nieren-Koliken *	Gb 25	Sympt. Punkt	3.3

Rubrik	Thema	Hilfreicher Akupunkt	Heilsam in der Eigenschaft als	siehe Tabelle
Nieren und Blase				
	Kalte Nieren	Ni 2	Feuerpunkt (Elementepunkt ohne Verwandtschaftsgrad)	3.2
	Unterstützend bei Nierenbecken- und Nierenparenchym-Entzündung *	Ni 2	Feuerpunkt (Elementepunkt ohne Verwandtschaftsgrad)	3.2
	Die Nieren stärkend	Ni 7	Mutterpunkt	3.2
	Angeschwollene Beine aufgrund von Nieren-Schwäche *	Ni 7	Mutterpunkt	3.2
	Die Nieren stärkend und kühlend, z.B. bei Hitzewallungen	Ni 10	Home point	3.2
	Nächtliches Einnässen *	Ni 11	Sympt. Punkt	3.2
	Unterstützend bei allen Themen der Nieren und der Blase *	Bl 58 Bl 64 Bl 66 Bl 67	Lo-Punkt Quellpunkt Home point Mutterpunkt	3.1 3.1 3.1 3.1
	Kalte Blase: Punkt bringt heilende Hitze	Bl 60	Feuerpunkt (Elementepunkt ohne Verwandtschaftsgrad)	3.2
	Blasen-Entzündung *. Punkt hilft nach dem Ähnlichkeits-Prinzip »Feuer löscht Feuer«	Bl 60	Feuerpunkt (Elementepunkt ohne Verwandtschaftsgrad)	3.2
	Blasen-Entzündung *: Punkt stärkt und kühlt die Blase. Den Punkt nicht anwenden, wenn Kälte die Beschwerden ausgelöst hat.	Bl 66	Home point, Wasserpunkt	3.1
	Blasenschwäche, Störungen beim Wasserlassen	Bl 47 Bl 48 Ni 11	Sympt. Punkt Sympt. Punkt Sympt. Punkt	3.1 3.1 3.2

Rubrik	Thema	Hilfreicher Akupunkt	Heilsam in der Eigenschaft als	siehe Tabelle
Kopf/ mentale Ausrichtung/ Psyche				
	Migräne *	Gb 1-4, 14, 15	Sympt. Punkte	3.3
		Gb 20	Sympt. Punkt	3.3
		Gb 38	Tochterpunkt	3.3
		Gb 40	Quellpunkt	3.3
	Zentraler Kopfschmerz/ Nacken-Verspannung	Bl 1	Sympt. Punkt	3.1
		Bl 2	Sympt. Punkt	3.1
		Bl 10	Sympt. Punkt	3.1
	Seitlicher Kopfschmerz/ Nacken-Verspannung	Gb 20	Sympt. Punkt	3.3
		Gb 21	Sympt. Punkt	3.3
		Gb 34	Sympt. Punkt	3.3
		Gb 41	Home point	3.3
	Überanstrengte Augen	Gb 20	Sympt. Punkt	3.3
	Schwindel *	Gb 20	Sympt. Punkt	3.3
		Ma 41	Mutterpunkt, Feuerpunkt	3.9
	Tinnitus *	Dü 7	Lo-Punkt	3.6
	Sinusitis (Nasennebenhöhlen-Entzündung) *	Bl 2	Sympt. Punkt	3.1
		Ma 2	Sympt. Punkt	3.9
		Ma 3	Sympt. Punkt	3.9
		Di 19	Sympt. Punkt	3.12
		Di 20	Sympt. Punkt	3.12
	Trigeminus-Neuralgie *	Di 19	Sympt. Punkt	3.12
		Di 20	Sympt. Punkt	3.12
		Ma 2	Sympt. Punkt	3.9
	Zahnschmerzen lindernd, nicht den Zahnarzt ersetzend *	Di 1	Home point	3.12
		Di 19	Sympt. Punkt	3.12
		Di 20	Sympt. Punkt	3.12
		Ma 2	Sympt. Punkt	3.9
	Allergische Reaktionen (Nießen, Heufieber)	Bl 2	Sympt. Punkt	3.1
	Halsweh, Probleme mit der Stimme	Bl 10	Sympt. Punkt	3.1

Rubrik	Thema	Hilfreicher Akupunkt	Heilsam in der Eigenschaft als	siehe Tabelle
	Das Hirn entspannend	Di 9	Sympt. Punkt	3.12
	Für klaren Kopf; bei Gedankenkreisen	Gb 14	Sympt. Punkt	3.3
	Für entspannten Gesichtsausdruck: „Meisterpunkt des Gesichts“	Ma 3	Sympt. Punkt	3.9
	Angst	Bl 38 Bl 47	Sympt. Punkt Sympt. Punkt	3.1 3.1
	Prüfungsangst	Ma 42	Quellpunkt	3.9
	Depression	Ma 16	Sympt. Punkt	3.9
	Frustration, Reizbarkeit	Gb 29-31 Gb 40 Bl 48	Sympt. Punkte Quellpunkt Sympt. Punkt	3.3 3.3 3.1
	Emotionaler Stau	Le 2	Tochterpunkt	3.4
	Hilfe für alle Meridiane, in die richtige Richtung zu fließen, z.B. wenn jemand traumatisiert ist oder Drogen genommen hat	Ni 25-27	Sympt. Punkte	3.3

Rubrik	Thema	Hilfreicher Akupunkt	Heilsam in der Eigenschaft als	siehe Tabelle
Nerven/ Muskeln/ Skelett				
	Schwaches Nervenkostüm, geringe Belastbarkeit, Reizbarkeit, Unfähigkeit, sich zu entspannen, Konzentrations-Störungen, Melancholie *	Dü 7	Lo-Punkt	3.6
		Bl 10	Sympt. Punkt	3.1
	Hilfreicher Punkt zur Entspannung, genannt »Mund der Entspannung«	Ma 38	Sympt. Punkt	3.9
	Schlaflosigkeit	Bl 38	Sympt. Punkt	3.1
		Bl 62	Sympt. Punkt	3.1
		Gb 14	Sympt. Punkt	3.3
	Migräne: s. Kopf			
	Neuralgien *	Dü 7	Lo-Punkt	3.6
	Trigeminus-Neuralgie *	Di 19	Sympt. Punkt	3.12
		Ma 2	Sympt. Punkt	3.9
	Zahnschmerzen: s. Kopf			
	Angespannte Sehnen, angespannte Muskulatur	Gb 29	Sympt. Punkt	3.3
		Gb 34	Sympt. Punkt	3.3
	Nacken-, Schulter-, Armbeschwerden *			
	Punkte an Kopf/ Nacken	Bl 1	Sympt. Punkt	3.1
		Bl 2	Sympt. Punkt	3.1
		Bl 10	Sympt. Punkt	3.1
		Gb 20	Sympt. Punkt	3.3
	Punkte im Schulterbereich	Di 15	Sympt. Punkt	3.12
		Di 16	Sympt. Punkt	3.12
		Gb 21	Sympt. Punkt	3.3
		DE 14	Sympt. Punkt	3.8
		DE 15	Sympt. Punkt	3.8
		Dü 10	Sympt. Punkt	3.6
	Fernpunkt	Dü 7	Lo-Punkt	3.6

Rubrik	Thema	Hilf- reicher Aku- punkt	Heilsam in der Eigenschaft als	siehe Tabelle
	Angespanntes Zwerchfell	Mi 16	Sympt. Punkt	3.10
	Seitenstiche	Mi 16	Sympt. Punkt	3.10
	Rückenbeschwerden *	Bl 47	Sympt. Punkt	3.1
		Bl 48	Sympt. Punkt	3.1
		Bl 62	Sympt. Punkt	3.1
		Ni 11	Sympt. Punkt	3.2
		Gb 29	Sympt. Punkt	3.3
	Ischias-Beschwerden *	Gb 29	Sympt. Punkt	3.3
		Gb 30	Sympt. Punkt	3.3
		Gb 31	Sympt. Punkt	3.3
		Gb 34	Elementepunkt ohne Verwandtschaftsgrad	3.3
		Bl 47	Sympt. Punkt	3.1
		Bl 48	Sympt. Punkt	3.1
	Anspannung im Beckenbereich	Bl 48	Sympt. Punkt	3.1
		Mi 13	Sympt. Punkt	3.10
	Hüftbeschwerden *	Bl 48	Sympt. Punkt	3.1
	Wadenkrampf	Gb 35	Sympt. Punkt	3.3
		Ni 9	Sympt. Punkt	3.2
	Kniebeschwerden *	Le 8	Mutterpunkt	3.4
	Sprunggelenk stärkend	Gb 40	Quellpunkt	3.3
	Hallux *	Mi 2	Mutterpunkt	3.10
		Mi 3	Home point	3.10

Rubrik	Thema	Hilfreicher Akupunkt	Heilsam in der Eigenschaft als	siehe Tabelle
Hormon-Haushalt				
	Unterstützung bei allen hormonbedingten Themen, insbesondere der Themen, die die primären oder sekundären Geschlechtsorgane betreffen *	DE 5	Lo-Punkt	3.8
	Schilddrüsen-Überfunktion: Kontrollierend und kühlend *	DE 2	Großmutterpkt, Wasserpunkt	3.8
	Geschwächte Schilddrüse: Stärkend *	DE 3	Mutterpunkt	3.8
		DE 4	Quellpunkt	3.8
		DE 6	Home point, Feuerpunkt	3.8
		Bl 10	Sympt. Punkt	3.1
		Dü 3	Mutterpunkt	3.6
	Hashimoto-Thyreoiditis *	DE 3	Mutterpunkt	3.8
		DE 4	Quellpunkt	3.8
		DE 6	Feuerpunkt, Home point	3.8
	Kalter Knoten oder Karzinom in der Schilddrüse *	DE 6	Feuerpunkt, Home point	3.8
	Hitzewallungen	Ni 10	Home point	3.2
	Unterzuckerung (Hypoglykämie), Hunger auf Süßes *	Ni 5a	Sympt. Punkt	3.2
	Bedürfnis, täglich viel Kaffee zu trinken	Ni 5a	Sympt. Punkt	3.2

Rubrik	Thema	Hilfreicher Akupunkt	Heilsam in der Eigenschaft als	siehe Tabelle
	Spannung und Schmerz in der Brust	Ma 16	Sympt. Punkt	3.9
	Schmerzen und Unregelmäßigkeit der Menstruation *	KS 8	Home point, Feuerpunkt	3.7
	Krampfartige Menstruationsbeschwerden	Bl 48	Sympt. Punkt	3.1
	Vorzeitige Wehen *	Gb 21	Sympt. Punkt	3.3
	In der Schwangerschaft: Steißlage des Fetus *	Bl 67	Mutterpunkt	3.1
	Bei Müttern mit Säuglingen die Milchbildung unterstützend	Ma 16	Sympt. Punkt	3.9
	Myom in der Gebärmutter *	Mi 6	Sympt. Punkt	3.10
	Frigidität *	Dü 7	Lo-Punkt	3.6
	Impotenz *	Dü 7 Bl 47 Ni 11	Lo-Punkt Sympt. Punkt Sympt. Punkt	3.6 3.1 3.2
	Prostata-Vergrößerung *	KS 8	Home point, Feuerpunkt	3.7
	Prostata-Beschwerden außer -Vergrößerung *	Bl 48	Sympt. Punkt	3.1
	Die Geschlechtsorgane stärkend	KS 9 KS 8	Mutterpunkt Home point, Feuerpunkt	3.7 3.7
	Karzinom der Geschlechtsorgane *	KS 8	Home point, Feuerpunkt	3.7

Rubrik	Thema	Hilfreicher Akupunkt	Heilsam in der Eigenschaft als	siehe Tabelle
Leistungsfähigkeit und Kraft				
	Erschöpfung, Ermüdung, Kraftlosigkeit *	Ma 36	Home point	3.9
		Mi 3	Home point	3.10
		Mi 6	Sympt. Punkt	3.10
		Dü 7	Lo-Punkt	3.6
	Körperlich entspannend	Ma 38	Sympt. Punkt	3.9
	Das Hirn entspannend	Di 9	Sympt. Punkt	3.12
	Die Erdung stärkend (wenn man nicht ganz da ist) *	Ma 42	Quellpunkt	3.9
	Stress	Gb 38	Tochterpunkt	3.3
		Gb 40	Quellpunkt	3.3
		Mi 3	Home point	3.10
	Burnout *	Mi 3	Home point	3.10
	Emotionaler Stau	Le 2	Tochterpunkt	3.4
	Schwaches Immunsystem (Abwehrschwäche), Erkältungsgefahr *	Di 4	Quellpunkt	3.12
		Di 11	Mutterpunkt	3.12
		Mi 2	Mutterpunkt	3.10
		Mi 3	Home point	3.10

Literatur

Führe, Uli: Wenn ´s gut geht. Neue Swing-Kanons. Fidula, 2013

Hempen, Carl Hermann: DTV-Atlas Akupunktur, 3. Aufl., 1999

Masunaga, Shizuto: Meridiandehnübungen. Verlag Felicitas Hübner, 1999

Wertsch, Gerhard, Schrecke, Barbara, und Küstner, Peter: Akupunkturatlas. WBV Biologisch-medizinische Verlagsgesellschaft, 7. Aufl., 1989. Vergriffen

www.tsimo.de: Wie sieht die Akupunktur-Behandlung nach Ton van der Molen aus?

Therapeuten

Therapeuten, die auf der Basis der in diesem Buch beschriebenen Inhalte arbeiten und Akupunktur mit Pulsdiagnose nach Ton van der Molen ausüben, finden Sie unter www.tsimo.de.

Ausbildung Fünf-Elemente-Akupressur

Diese Ausbildung knüpft an das vorliegende Buch an. Sie findet im Raum München statt, bei Nachfrage auch andernorts. Es werden keine Vorkenntnisse vorausgesetzt. Leitung: Dr. rer. hort. Konrad Stolle-Wiegand

www.naturheilpraxis-edling.de